注意と意欲の
The neural basis of attention and spontaneity
神経機構

一般社団法人日本高次脳機能障害学会
教育・研修委員会 編

株式会社 新興医学出版社

The neural basis of attention and spontaneity

Committee on education and training
Japan Society for Higher Brain Dysfunction

© First edition, 2014 published by
SHINKOH IGAKU SHUPPAN CO., LTD TOKYO.
Printed & bound in Japan

● 企画・編集

一般社団法人日本高次脳機能障害学会　教育・研修委員会

● 執筆者一覧（執筆順）

加藤元一郎	慶應義塾大学 医学部 精神・神経科学教室 慶應義塾大学 ストレス研究センター	
大東　祥孝	京都大学名誉教授 周行会湖南病院顧問	
種村　　純	川崎医療福祉大学 医療技術学部 感覚矯正学科	
矢野有基子	川崎医療福祉大学 医療技術学部 感覚矯正学科	
逸見　佳代	川崎医科大学附属病院 リハビリテーションセンター	
椿原　彰夫	川崎医科大学 リハビリテーション医学教室	
種村　留美	神戸大学大学院 保健学研究科 リハビリテーション科学領域	
鈴木　匡子	山形大学大学院 医学系研究科 高次脳機能障害学	
西川　　隆	大阪府立大学 総合リハビリテーション学類	
上田　敬太	京都大学医学部附属病院 精神科神経科	
村井　俊哉	京都大学大学院 医学研究科 脳病態生理学講座 精神医学分野	
深尾憲二朗	帝塚山学院大学 人間科学部 心理学科	
三村　　將	慶應義塾大学 医学部 精神・神経科学教室	
小嶋　知幸	武蔵野大学大学院 人間社会研究科 市川高次脳機能障害相談室	
船山　道隆	足利赤十字病院 精神神経科	
早川　裕子	横浜市立脳血管医療センター リハビリテーション部	
先崎　　章	埼玉県総合リハビリテーションセンター 東京福祉大学大学院 社会福祉学研究科	

はじめに

京都大学名誉教授,周行会湖南病院顧問　**大東　祥孝**

　フッサール現象学では,精神活動にノエシスとノエマの側面を区別する。ごく単純化していえば,ノエシスとは「考える作用」であり,ノエマは「考える対象」である。失語症などは考える対象を問題にしている側面が強いのに対し,本書で問題にする「注意と意欲」は,まさに「考える作用」の側面であり,いいかえればノエシス的側面に着目した様態である。その神経機構をテーマにしようというのが,第36回日本高次脳機能障害学会に引き続いて行われたサテライトセミナーの眼目であった。とても難しい問題であるが,これをテーマにすることにした一つの大きな契機は,日本高次脳機能障害学会のBrain Function Test委員会において多大なエネルギーを注いで「標準注意検査法」(CAT＝Clinical Assessment for Attention)と,「標準意欲評価法」(CAS＝Clinical Assessment for Spontaneity)とが完成され,広く一般臨床で使用されるようになってきたことであった。それはそうなのであるが,注意と意欲の病態,さらにその神経機構となると,どこまで何が語れるのか,正直なところ当初は必ずしも確たる見通しがたっていたとはいえないように思う。

　しかしながら,現実には,注意と意欲の臨床は,広汎な領域にわたっていて,これまであまり深く追求されることのなかった多くの興味深い問題をわれわれに呈示していた。そこでまず,どんな臨床像が注意と意欲という切り口から捉えられるかを考えてみた。そもそも「ノエシス」という側面が直截に問題となる領域というと,結局は,ふつうわれわれが「精神症状」といっている病態すべてにかかわってくることになる。しかし,注意と意欲という側面に限定し,かつ,明確な脳損傷に起因する病態に関心領域を設定すれば,扱われるべき症候は,自ずと立ち現われてくることになった。その中でも,従来から論じられてきた症候や,とりわけ最近になって話題にされるようになったいくつかの神経心理学的症候が抽出されてきた。第II章でとりあげたいくつかの症候は,その中でも,とりわけ重要で興味深く,臨床的意義の大きなものである。ここで

とりあげた症候の周辺に，さらに数多くの無視しがたい病態が存在するが，紙数の都合もあり，ある意味で代表的（representative）な症候に限って論じることになった．

「Bálint症候群」や「Klüver-Bucy症候群」など従来からよく名の知られた症候もあれば「Action disorganization syndrome」，「脱抑制症候群」など，一見，目新しい，しかし大きく臨床家の注目をひきつつある症候，さらに無視症候群に覆われてややもすれば気づかれずにいる重要な「消去現象」，さらに，うつ状態との鑑別の視点がとりわけ最近重視されている「アパシー」などについて，気鋭の秀逸な著者のご寄稿をうることができた．結果的に，臨床の視点だけからみても，はなはだ魅力ある内容になったように思う．

加えて，注意と意欲を考える上で是非とも見逃せないのが，「意識」との関係である．最近になって，神経心理学は，積極的に意識について語り始めている．ききなれない「志向性の神経心理学」というのは，意識のそれと大差はない．あくまで仮説の領域であるが，神経機構としては，「デフォルトモードネットワーク」に大きな注目があつまっている．

そして最後に，本格的な「注意障害と意欲障害のリハビリテーション」論によってしめくくられる．率直なところ，これまで，必ずしも積極的なアプローチが試みられてきたとはいえない領域に対する，きわめて意欲的な論考である．困難ではあったが，まことに意義深いユニークな書が上梓されることになった．

目次

- はじめに ……………………………………………………… 大東　祥孝　v

第Ⅰ章　注意・意欲の捉え方
1. 注意の新しい捉え方 ………………………………………… 加藤元一郎　3
2. 意欲の新しい捉え方 ………………………………………… 大東　祥孝　13
3. 標準注意検査法・標準意欲評価法CATSの臨床的意義
   ……………………… 種村　純, 矢野有基子, 逸見　佳代, 椿原　彰夫　27
4. 注意・意欲・意義 ―志向性の神経心理学― ……………… 大東　祥孝　49

第Ⅱ章　注意障害・意欲障害の臨床
1. Action disorganization syndrome ………………………… 種村　留美　65
2. Bálint症候群 …………………………………………………… 鈴木　匡子　81
3. 消去現象の病態と注意機構 ………………………………… 西川　隆　97
4. 抑うつとアパシー …………………………… 上田　敬太, 村井　俊哉　119
5. Klüver-Bucy症候群 ………………………… 深尾憲二朗, 村井　俊哉　137
6. 脱抑制症候群 ………………………………………………… 三村　將　157

第Ⅲ章　トピックス
1. 注意とメモリー・トレース ―言語性短期記憶（STM）との関連で―
   …………………………………………………………………… 小嶋　知幸　181
2. デフォルトモードネットワークと注意 …………………… 加藤元一郎　201

第Ⅳ章　治療
1. 注意障害・意欲障害の経過 ………………………………… 船山　道隆　213
2. 注意障害のリハビリテーション …………………………… 早川　裕子　223
3. アパシーの薬物治療，リハビリテーション
   脳損傷後の発動性低下，disorders of diminished motivation
   （動機減少障害）に対して ………………………………… 先崎　章　237

- 索引 ……………………………………………………………… 263

第Ⅰ章
注意・意欲の捉え方

1. 注意の新しい捉え方

2. 意欲の新しい捉え方

3. 標準注意検査法・標準意欲評価法
   CATSの臨床的意義

4. 注意・意欲・意義 ―志向性の神経心理学―

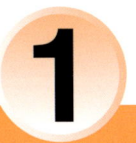

第Ⅰ章 注意・意欲の捉え方

注意の新しい捉え方

慶應義塾大学医学部精神・神経科学教室, 慶應義塾大学ストレス研究センター　加藤　元一郎

> **臨床に役立つ ワンポイント・アドバイス**
> One-point Advice
>
> 　持続性注意の課題であるCPT（Continuous Performance Test）の達成には，選択的注意，持続性注意，分配性注意（注意による行動の制御機能）という注意の3つのコンポーネントすべてが関与し，また，短期記憶を包含するワーキングメモリも必要である。このような注意のコンポーネントの統合という観点から，最近の注意に関するモデルを簡単に説明した。これによると，外界知覚対象の顕著性・突出度であるセイリエンスによる刺激の濾過プロセス，神経表象の活性化・賦活に影響を与える感度の調節メカニズム，神経表象が競合的選択過程に選別されワーキングメモリ内に維持される過程が重要とされている。そして，注意によるトップダウン制御は，神経表象活性化に影響を与える感度調節過程に作用し，選択的注意過程に大きく関与するとされている。また，ワーキングメモリと注意は，互いに重複した概念であると考えられている。注意機能には未解決の問題が多い。一方で，注意障害は臨床上常に即座の解決が求められる問題である。今後，多様な視点からの発展が望まれる。

はじめに

　注意の認知モデルに関しては，注意機能をいくつかのコンポーネントに分けて捉え，その後これらを統合して様々な現象や症状を把握するというやり方が主流である。この考え方は，リハビリテーションにおける注意プロセス訓練（Attention Process Training：APT）においても重要であ

る．ここでは，注意のコンポーネントの統合という観点から，脳損傷例の認知訓練においてもしばしば用いられ，また注意欠如・多動性障害（attention-deficit/hyperactivity disorder：ADHD）の中核症状である不注意（inattention）の認知モデルにおいても，その中核の障害を検出するとされてきたContinuous Performance Test（CPT）を取り上げ，CPTが計測するとされる持続性注意について再考し，その後，注意機能，そして注意と知覚およびワーキングメモリの関連について若干の考察を述べたい．

> **KeyWord**
> *CPT
> Continuous Performance Testであり，持続性注意障害の検出課題である．

I．持続性注意について

CPTは，持続性注意を検出する課題といわれ，最近本邦でも標準化されたCPTが開発された[1]．まず，CPTの課題内容について簡単に述べる．この検査では，呈示された刺激のうちある一定の刺激（多くは視覚刺激）に対してのみボタンを押すことが要求される．具体的には，コンピュータ画面上に数字が1秒間呈示され，ターゲット（目標刺激）となる数字（例えば，⑦）に対してのみ，決められたキーをできるだけ速く1回だけ押すように教示される．刺激の呈示間隔（inter-stimulus interval）は，1〜2秒の間のランダムな間隔であるように工夫されている．課題は，通常，反応時間課題（SRT課題），X課題，AX課題の3つから成る．

SRT課題では，数字の⑦のみがランダムな間隔で80回呈示される．⑦が出現するたびに，できるだけ速くキーを押す検査である．

X課題では，①から⑨までの数字が400回ランダムに呈示され，ターゲットは⑦であり，80回出現する．⑦が出現した場合のみ，できるだけ速くキーを押す検査である．

⑦以外の数字は干渉刺激（interference stimuli, distractors）となる。

AX課題では，X課題と同様に①から⑨までの数字が400回ランダムに呈示される。ターゲットとなるのは③の直後に出現する⑦であり40回出現する。③の次に⑦が出現した場合のみ，できるだけ速くキーを押す検査である。X課題と同様に，⑦以外の数字は干渉刺激となる。また，この課題では，③という数字の記憶内保持が必要であり，また③は警告刺激の役割を果たす。

各課題について，正反応の平均反応時間と標準偏差，反応時間のばらつきを表す変動係数（標準偏差÷平均反応時間×100），正答率，的中率が算出される。

以上がCPTの内容であるが，この検査の成績の低下の要因を理解するためには，まず，注意に関する認知心理学的な理解が必要である。注意には，少なくとも3つのコンポーネントがあると考えられている。すなわち，注意の選択機能（selection），注意の維持機能（sustained attention），注意による制御機能（control or capacity）である。これらの3つの機能は，それぞれ相対的に独立していると考えられている[2〜4]。

選択機能（selective attention）とは，ある刺激にスポットライト（焦点）をあてる機能であり，多くの刺激の中からただひとつの刺激，ないしは刺激に含まれるただひとつの要素に反応する能力を指す。この時，通常では妨害ないしは干渉刺激が存在することが前提とされることが多く，この選択性が失われると行動の一貫性が容易に損なわれる。

持続性注意（sustained attention）は，アラートネスや覚度と強い関連を持つ機能であり，ある一定の時間における注意の強度の維持能力に関与している。アラートネスとは，刺激に対する全般的な受容性ないしは感度に影響を与える

神経系の状態のことを指し，刺激に対してほとんど反応を示さない睡眠や昏睡から，一貫して反応性が良好である覚醒（wakefulness）の状態まで，様々なレベルを変動する。また，覚度という語のもつ意味は広げられつつあるが，一般的には様々な刺激状況の中で生体の反応性を保つ能力を意味している。持続性注意は，目標やゴールが時間経過の中で維持され続けることの基盤ないしは背景を構成する。この障害は，課題の施行に対する時間経過の影響（time-on-task effects），すなわち，課題を数分から数時間実行していると時間が経過するにつれて成績が低下するという現象により観察される（この効果は，いわば疲労ともいえる現象で，いわゆる慣れないしは練習効果と反対の効果である）。また，課題の施行中に突然数秒間成績が低下し，注意機能が一時的・一過性に中断する現象も持続性注意の障害と考えられる（lapses of attention）。

　注意による認知機能の制御とは，ある認知活動を一過性に中断し他のより重要な情報に反応したり，2つ以上の刺激に同時に注意を向けたりするような，目的志向的な行動を制御する機能を指す。前者は注意の変換（switching attention）であり，後者は分配性注意（divided attention）と呼ばれる。また，視覚的なシーンのある部分に随意的に注意の焦点をあてること，ある刺激への反射的な選択反応を抑えること，外界からの干渉刺激を抑制することも，この制御機能に含まれる。また，行動の将来における帰結のフィードバックを含めた諸活動の統合機能をもこれに含める研究者もいる。この注意による行動の制御には，前頭前野が極めて重要な役割を果たすことが示唆されている。

　注意のコンポーネントをこのように考えてゆくと，CPTを達成するためには，注意の強度を維持し続ける機能以外に，その背景として，⑦に焦点をあて他の数字の妨害を排

【表1】CPTを達成するために必要な機能

- 注意の強度を維持し続ける機能（持続性注意）
- ⑦に焦点をあて他の数字の妨害を排除する選択的注意
- ③と⑦に同時に注意を向ける分配性注意
- ③という刺激の出現を記憶の中に保持するワーキングメモリ

除する選択的注意，③と⑦に同時に注意を向ける分配性注意，③という刺激の出現を記憶の中に維持するワーキングメモリ（working memory）などのより基礎的な機能が必要とされることがわかる（表1）。

> **KeyWord**
> *ワーキングメモリ
> 情報を一時的に保持し操作する認知プロセス。

Ⅱ．注意機能の捉え方

　前述したように，CPTの達成には，選択的注意，持続性注意，分配性注意（注意による行動の制御機能）という注意の3つのコンポーネントすべてが関与し，また，短期記憶を包含するワーキングメモリも必要である。このようにみてくると，これらの3つの注意のコンポーネントはそれぞれ相対的に独立しているのか，注意とワーキングメモリの関係はどうなっているのかという疑問がわくのは当然であろう。これらは，いわゆる，注意の神経心理学的未解決問題に含まれる問題と思われる。

　注意の神経心理学的未解決問題にはいくつかの事柄が挙げられる。まず，注意と知覚はどう関係しているのか，すなわち，注意は，知覚などの認知機能に影響を与える原因（cause）なのか，それとも神経系の競合的相互作用などの副産物（product）なのかという問題がある。注意は，知覚の原因であるのか，知覚の結果（effect）なのかという問題は，脳内には感覚や運動のシステムとは分離しうる，注意

という独立したシステムが存在するかという疑問と密接に関連している。Posnerは，他のシステムとは異なる注意のシステムが存在するという見解のもっとも強力な提案者である[5,6]。

また，短期記憶およびワーキングメモリと注意機能の関連はどのようになっているのか，別々の独立した脳内システムがあるのか，それとも重複したものなのか，という問題がある。そもそも短期記憶は，長期記憶である意味記憶表象（例えば，数字や語）の脳内の一時的・一過性の賦活（neural activation）であるとすると，知覚刺激に対して持続的に注意を維持することとその刺激を脳内に短期間保持することの差異は何であるか，という問題がある。

さらに，注意による行動の制御，すなわち注意によるトップダウン制御（top-down modulation）の認知的メカニズムや神経基盤は何かという問題がある。この問題については，神経画像学からのアプローチが極めて盛んであり，前部帯状回（anterior cingulate）が，葛藤刺激の処理を含めて，注意の制御機能のキーとなる役割をもつとするエビデンスが集積されている[7]。しかし，脳内の特殊化された領域に注意の制御機構を封じ込めることは，脳内に小人（homunculus）を作り出してしまう可能性があり，慎重な議論が必要であろう。

以上の問題については，近年，解決へのアプローチが行われている。まず，注意と知覚との関連および注意によるトップダウン制御については，注意は，外界知覚対象の顕著性・突出度であるセイリアンスにより濾過された刺激をコード化したいくつかの神経表象のうち，どれを選択するかに関与するという仮説がある[8]。図1に示したように，神経表象の活性化・賦活に影響を与える感度の調節メカニズム（sensitivity control）により，より強く活性化された

> **KeyWord**
> *トップダウン制御
> 情報処理を意図的に調節するメカニズム。

> **KeyWord**
> *神経表象
> 情報を神経系の活動パターンとして表現したもの。

1 注意の新しい捉え方

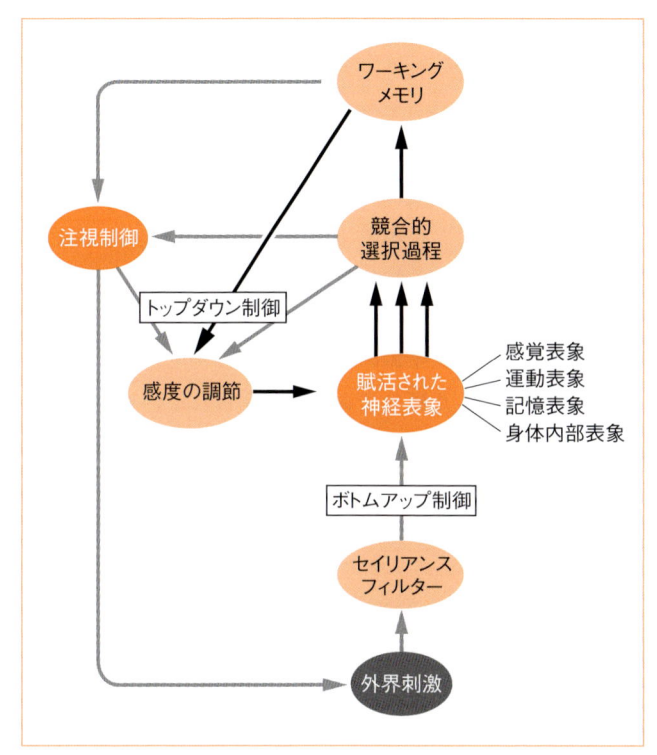

【図1】注意の機能的コンポーネント

図1
セイリアンスフィルター，競合的選択過程，感度の調節，そしてワーキングメモリが記憶のプロセスである。黒色の矢印が随意性の注意のサーキットを示す。(Knudsen, 2007[8])より著者改変)

刺激が競合的選択過程（competitive selection）に入り，保持されるべき刺激としてワーキングメモリ内に維持される。そして，トップダウン制御は，セイリアンスにより濾過されてきた様々な神経表象の競合的選択過程において，特定の神経表象が（ワーキングに入るための）選択において有利になるよう感度を上げる，すなわち，刺激対象をコード化する（表象する）局所脳活動の活性化・賦活されやすさを増加させる。すなわち，選択的注意過程にトップダウン調節が大きく関与するという過程である。このことに

関しては，トップダウン調節が脳活動を変化させることにより，選択的注意活動を誘導するという神経生理学的所見も得られており[9, 10]．また，例えば刺激に色と運動という競合する属性が含まれている場合に，この2つの刺激属性への注意に関するトップダウン調節に関わる前頭前野領域の部位が異なることを示唆する報告もある[11]．

そして，図1からもわかるように，短期記憶およびワーキングメモリと注意機能の関連については，ワーキングメモリは注意のパラダイムの中に組み込まれている．すなわち，両者は重複した概念であると考えられている．このことは，ワーキングメモリ課題において保持されるべき刺激に様々なタイプのキューを負荷したパラダイムでも確認されている．近年のGazzaleyとNobre（2012）の総説によれば，注意とワーキングメモリは，重複したプロセスであり，この両者は強く結びついているとされている．また，選択的注意が，ワーキングメモリ課題の成績に影響を与えるという[12]．このワーキングメモリと連結するシステムとして意思決定過程が存在することはいうまでもない．

さらに，トップダウン調節は，注意とワーキングメモリ活動の背景にある共通の神経機構であることも示唆されている[12]．そして，刺激に選択的に活動する脳内感覚皮質の活動の調節は，トップダウン信号の源となっている前頭前野および頭頂葉皮質の活動により行われるとされている．また，トップダウン調節は，刺激が存在している場合には，選択的注意に直接的に影響を与え，ワーキングメモリ課題の保持期間（遅延期間）のように刺激が存在していない場合には，保持された情報（脳内メモ）に対して作用する．さらに，想起するべき刺激を期待している場合にもこの調節が関与するという．

注意機能には未解決の問題が多い．一方で，注意の障害

は臨床上およびリハビリテーション上は常に即座の解決が求められる問題である．今後，多様な視点からの発展が望まれる．この例として，lapses of attention，すなわち，注意機能が一時的に中断する現象に関する脳内デフォルトモードネットワーク（default mode network）の過剰侵入という仮説を，本書の別の章で述べた．これも，注意障害に関する新しい見解として参照されたい．

文　献

1) 日本高次脳機能障害学会（旧 日本失語症学会）Brain Function Test委員会：標準注意検査法・標準意欲評価法．第1版，新興医学出版社，東京，2006．
2) 加藤元一郎：注意の概念―その構造と機能．理学療法ジャーナル，37：1023-1028，2003．
3) 加藤元一郎：注意障害の臨床的評価法．専門医のための精神科臨床リュミエール10「注意障害」（加藤元一郎，鹿島晴雄，編）．中山書店，東京，pp.184-189, 2009．
4) 加藤元一郎：遂行機能障害と注意障害の検査．神経心理学，30：140-149, 2014．
5) Posner, M.I., Dehaene, S.：Attentional networks. Trends Neurosci, 17：75-79, 1994．
6) Posner, M.I.：Attention in cognitive neuroscience：An overview. In：The Cognitive Neuroscience（ed Gazzaniga, M.S.）. MIT Press, Cambridge, MA, pp.615-624, 1995．
7) Bush, G., Luu, P., Posner, M.I.：Cognitive and emotional influences in anterior cingulate cortex. Trends Cogn Sci, 4：215-222, 2000．
8) Knudsen, E.I.：Fundamental components of attention. Annu Rev Neurosci, 30：57-78, 2007．
9) Schafer, R.J., Moore, T.：Selective attention from voluntary control of neurons in prefrontal cortex. Science, 332：1568-1571, 2011．
10) Roelfsema, P.R.：Attention―voluntary control of brain cells. Science, 332：1512-1513, 2011．

11) Zanto, T.P., Rubens, M.T., Thangavel, A., et al. : Causal role of the prefrontal cortex in top-down modulation of visual processing and working memory. Nature Neuroscience, 14 : 656-661, 2011.
12) Gazzaley, A., Nobre, A.C. : Top-down modulation : bridgingselective attention and working memory. Trends in Cogn Sci, 16 : 129-135, 2012.

第Ⅰ章　注意・意欲の捉え方

意欲の新しい捉え方

京都大学名誉教授，周行会湖南病院顧問　**大東　祥孝**

> **臨床に役立つ　ワンポイント・アドバイス**
> One-point Advice
>
> 　器質性損傷に基づく意欲の障害は，最近は「アパシー」と称されることが多くなったが，これは相当に様々な様態をとってあらわれる。「うつ状態」とは原則として，きっちり区別して捉えておくことが必要である。うつ状態で観察される「悲哀感」ではなく，「無関心」が「アパシー」を特徴づける。アパシーを理解するうえで，従来から使用されてきている「発動性低下」や新たな記載概念である「心的自己賦活症状群」の概念をふまえておくことは，意欲の低下の理解を深めてくれる。包括的には，「自発性の低下」（aspontaneity）という表現も便宜であるが，いずれにせよその発現機序，関連神経基盤は必ずしも一様ではないことに留意が必要である。

はじめに

　知・情・意といわれる際の「意」は，とりあえずは情とは別の「意志」と考えられるが，「意欲」というのは，意志が"will"であるのに対して，"desire"（欲求）という側面を含んでおり，そういう見方をすれば，意欲は，知情意の「意と情」との両方の要因を含む性質を有しており，いってみれば，「情意」に近いところがある。

　高次脳機能障害でみられる「意欲の障害」は，そうした事情を反映して，ドイツ語圏で，従来，「発動性の障害」（Antriebsmangel）と称されてきた。その意味するところは，

「生命体の基本的駆動力の低下」といってよい。一方，最近では，「一次性の動因（motivation）の障害で，意識障害，情動障害，認知障害などに帰着されない病態」という捉え方が優勢になってきている。これは英語圏を中心に，「アパシー（Apathy）」と称されている。本章では，意欲の新しい捉え方として，「自発性の低下」（aspontaneity）や「心的自己賦活喪失」といった概念を媒介として，「アパシー」という概念について，「発動性の低下」と比較しつつ論じてみたい[1,2]。

Ⅰ．自発性の低下の臨床像とその記載概念

「発動性障害」というのは，医学的心理学の水準で考えても，必ずしもわかりやすい概念であるとはいえない。むしろ「意欲の障害」といっておくほうが一見理解されやすいようにもみえる。しかし，発動性の障害と意欲の障害とは必ずしも同義ではない。中間的概念として「自発性の障害」という表現がある。中間的というのは，意欲障害のほうは原則として心理的側面を捉えようとしているのに対し，発動性障害というのは身体的側面をも含む心身生命過程における駆動力の障害という意味合いを有するからであり，両者の中間的な捉え方として，自発性障害という表現が使用されているともいえる。

それにしても，意欲や発動性といわれるものは，そもそも何を指しているのであろうか。重要なキーポイントは，おそらく，外界から特別の賦活刺激がなくても個体の内部から生じてくる活動性という意味での「自発性」（spontaneity）ではないかと考えられる。したがって，「自発性」と「意欲」や「発動性」とがどのような関係にあるのかが，とりあえず問題となる。かなり単純化していってし

> **KeyWord**
> ＊発動性の障害
> 意欲の障害を指し示す，もっとも古典的な臨床脳病理学的概念である。ドイツ語圏でKleistを中心に使用されてきた経緯があり，単なる心理的意志の欠如というよりは，「心的・身体的活動を可能にしている駆動力」の障害という内容を有する。

まえば，意欲のほうは原則として心理的側面を捉えようとしているのに対し，発動性というのは身体的側面をも含む心身生命過程における駆動力という意味合いを有しており，いわば両者の包括的な捉え方として比較的理解しやすい「自発性」という表現が使用されていると考えられる場合がある（標準意欲評価法＝Clinical Assessment of Spontaneity）。つまり，ここで「自発性」という場合には，繰り返すが，意欲も発動性もともに含むような概念であるといってよい。したがって，「自発性の障害」という場合には，意欲の障害も発動性の障害も，ともに含みうるような病態を想定していることになる。

　高次脳機能障害の臨床症状として自発性の低下（意欲の低下，発動性欠乏）といわれる場合には，だいたい以下のような病像を指していることが多い。主な特徴を列挙すると，

(1) 放置すると自ら何かをするという傾向がほとんど認められない（reduced self-activation）
(2) 言語表現のみならず表情，仕草などの非言語的表現も乏しい
(3) しかし，外からの働きかけがあると，それには最小限の反応を示すことが稀ではない（preserved hetero-activation）
(4) 自発性の低下はすべての活動に及ぶこともあれば，例えば言語にのみ，あるいは思考にのみ，に限定している場合もある
(5) 内的体験としては，外界で生じている出来事に対して「無関心」であるのが一般的であり，「抑うつ感」や「悲哀感」が訴えられることは，原則として，ない
(6) 意識障害，認知障害，情動障害には帰着しえない独自な病態と考えられる

(7) 他の認知障害は，原則としてみられないか，あったとしても軽度である

ということになる。こうした病態を表現する従前から最近に至る主要な概念として，以下に，発動性の低下（Antriebsmangel），心的自己賦活喪失（Loss of Psychic Self-Activation：LPA）ないし生命力喪失（Athymhormie），および，アパシー（Apathy）について概説する。

II. 発動性欠乏（Antriebsmangel）

脳疾患においてみられる「自発性の障害」については，これまで様々な名称によって記載されてきた。しかし従来，臨床脳病理学あるいは臨床神経心理学の領域においては，大橋（1965）[3]が述べているように，「発動性障害」ないし「発動性欠乏」として記載されることが一般的であった。この術語「発動性欠乏」（Antriebsmangel, Kleist, 1934[4]）は，しかし，主としてドイツ語圏において使用されてきたといっても過言ではない。

Kleistは，これを一般的発動性欠乏，言語の発動性欠乏，思考の発動性欠乏に分け，心理学的にもはやこれ以上還元できない状態であると考え，またBraun（1933）[5]は，「発動性」を，あらゆる心的・身体的活動を可能にしている「駆動力（die triebhafte Kraft）」であるとみなし，Klages（1954）[6]は，「あらゆる運動的，知覚的，連合的活動に際して，そこに流入して，はじめてそれらを可能にする力動的要因」であると考えた。

このように「発動性」の概念は，「生命力の有するエネルギー的側面が精神運動性に実現される」というかなり根元的な過程に関わるものであり，したがってその障害としての「発動性低下」，「発動性欠如」もそうした根元的な生命

層における障害を指すものであった。

　これに対し類似の病態を表すために，英語圏やフランス語圏では　無為（abulia）や無感情（apathy）といった術語が用いられてきたが，これらはいずれも，ドイツ語圏における発動性障害とはかなりニュアンスを異にする概念であり，根元的な生命層における障害というよりは，むしろ「意志の病理」，「意志の欠如」として想定されてきたものであって，例えばリボー（Ribot）やジャネ（Janet）によって記載されてきた病態を指していた。

　主としてドイツ語圏で使用されてきた発動性欠乏（Antriebsmangel）という概念に正確に対応する語は英仏語には存在しないようであり，「発動性」をあえて表現すれば，"potential énergetique psychomoteur"といったことになる（Hartmannら，1966）[7]。つまり潜在的生命エネルギーと精神運動性とをあわせもった内容を有するような概念である，と考えられる（大東，1999）[8]。したがって「発動性欠乏」という術語を使用する場合には，単なる心理的水準での意欲の低下ではなくて，心身面でのエネルギー水準の低下，および内的・外的な運動性の低下，という意味合いを有していると考えておかねばならない。

Ⅲ. 心的自己賦活喪失
(Loss of Psychic Self-Activation：LPA)

　発動性欠乏にかなり近い臨床概念は，1980年代に入ってフランス語圏の神経学の側から「心的自己賦活喪失」（Perte d'Auto-Activation Psychique：PAAP, Laplaneら，1982）[9] として，新たに提唱されるようになった。これを特徴づけるのは，a) 自己賦活の障害（自分からは何もしようとしない），b) 外的賦活の保存（外からの刺激には最小

> **KeyWord**
> **＊心的自己賦活喪失**
> フランスのLaplaneという神経科医が中心となって，20世紀後半に提起された臨床概念。外的刺激には最小限の反応を示すこと，無関心が目立つこと，時に常同的，強迫的行動がみられること，など重要な特徴を指摘した。

限度に反応する），c）内的体験は原則として無関心であるが，d）ときに強迫的常同傾向がみられることもある．しかし，e）認知障害は遂行機能障害を伴うことはあるが比較的軽度，といった点であるとされている。関連する病変部位としては，基底核，前頭葉内側面，視床近傍などが想定されている。ほぼ同義であるが，「心的無動」（psychic akinesia, Laplaneら，1984[10]）という表現も使用されている。

　ちなみに，**生命力喪失（athymhormie）**という概念も，フランス語圏で比較的よく使われるようになっているが，これは，もとはDide et Guiraud（1922）[11]によって，統合失調症の中核的病態とみなされていた若年性生命力喪失症（athymhormie juvenile）を指す言葉として使用されていたものである。この述語は最近になって，基底核損傷例においてみられることのある無関心，情意喪失，自発性喪失など，LPA（PAAP）や次に述べるApathyと類似の臨床像の記載に使用されるようになってきている（Habibら，1988[12]）。

Ⅳ. アパシー（無気力，動因喪失，Apathy）

　最近，とりわけ米国を中心に，アパシーという概念がかなり一般的に使用されるようになってきている。これにはMarin（1990）[13]の考え方が強く反映されているようで，中核は無関心に伴ってみられる動因喪失（Loss of Motivation）であって，意識障害，情動障害，認知障害などに帰着しえない一次性の動因喪失（primary motivational loss）として理解されているようである。この概念はときにほぼ同一の内容をもつ，abuliaやaspontaneityといった術語でも語られている。

> **KeyWord**
> *アパシー
> アメリカのMarinによって提唱された臨床概念で，無気力が「一次的」なものであることを強調し，これが，意識障害や情動障害，認知障害などに還元されない病態であると考えた。

以上のような最近の考え方に共通しているのは，こうした術語で語られる自発性の低下が，
(1) 一次性の動因喪失（primary motivational loss）によるものであり，意識障害，情動障害，認知障害などには帰着しない病態であること
(2) 外からの刺激にはとりあえず反応すること（hetero-activation）
(3) うつ状態とは原則として区別される病態であること
といった認識ではないかと思われる。そこで次項では，(3)に関して，自発性の低下とうつ状態との関係についてふれておくことにする。

V．自発性の低下（意欲の低下，発動性欠乏）とうつ状態

　うつ状態をどう捉えるかはそれほど簡単なことではないが，一般に精神科医がうつ状態の典型病像として想定するのは，(1) 抑うつ気分，(2) 悲哀感，(3) 焦燥感，(4) 睡眠障害ないし早朝覚醒傾向，(5) 食欲減退（時に過多），(6) これらの症状の日内変動（多くは午前中悪く午後から夜に若干改善する），(7) 希死念慮や自殺企図，(8) 時に罪業妄想，といった特徴である。
　問題は，最近の操作的診断基準，とりわけDSM-Ⅳ（ないしICD-10）である。これに従うと，大うつ病（Major Depression）である要件は，(1) 抑うつ気分，(2) 興味や喜びの著しい減退，(3) 食欲の減退または増加，(4) 不眠または睡眠過多，(5) 精神運動性の焦燥または抑止，(6) 易疲労性または気力の減退，(7) 無価値感または罪責感，(8) 思考力や集中力の減退ないし決断困難，(9) 反復的な自殺念慮や自殺企図，といった項目のうち，(1) または (2) の

存在は必須で，それを含む5項目以上を満たせばよいことになっている。前節で述べた病態を考慮すると，大うつ病の基準のうち，少なくとも (2), (3), (4), (5), (6), (8) は，自発性の低下でもみられることが多いので，場合によっては自発性の低下も大うつ病（Major Depression）と診断されてしまうことになる。

　しかしながら，あえて強調しておかねばならないが，自発性の低下とうつ状態とは，確かに時に併存して認められることはありうるけれども，原則として別の状態像であり，互いに鑑別可能である，ということである。発動性欠乏を特徴づけるのは「無関心，精神運動性緩徐，エネルギーの低下」であり，「抑うつ感，悲哀感，焦燥感」や「希死念慮，自殺企図，罪業妄想」はうつ状態においてのみ認められるものである。両者が乖離して出現しうることは，いくつかの研究によって確認されているし（Marinら，1994[14]，Levyら，1998[15]，Anderssonら，1999[16]），LPA, Apathy, Athymormieなどの概念の提唱者は，いずれも，これらがうつ状態とは別の病態であることを強調していることを忘れてはならない。

VI. 自発性の低下（意欲の低下，発動性欠乏）と脳の関連損傷回路

　脳器質性疾患において自発性の低下が発現する病変に関してはかなり高い蓋然性をもって，一定の部位ないし脳内回路の重要性が確認されてきている。

　端的に言えばそれは，基底核，内包，前頭葉（内側前部帯状回），視床，およびそれらから構成される皮質—皮質下回路である。むろん，これらの回路のみが，アパシーをきたす部位であるわけではない。とりわけ右半球損傷の際

には，ややニュアンスを異にする（?）無関心や無表情の目立つ「アパシー」様症状の出現しうることは，日常しばしば経験するところである。

　しかしここでは，機能的な単位としての意義がより明確になりつつある前頭葉・基底核を中核とする皮質・皮質下回路について言及しておきたい。機能系としての基底核・前頭葉の皮質—皮質下回路が相当の数に及ぶことは最近とみに明らかにされつつあるが(Alexanderら，1990[17])，高次脳機能障害としての自発性の低下に多少とも関連する回路としては，少なくとも3つ存在することが示唆されている(Cummings, 1993[18])。前頭葉—線条体—淡蒼球／黒質(Globus Pallidus/Substantia Nigra)—視床—前頭葉，という基本構造をもとに，①背外側前前頭葉回路(dorsolateral prefrontal circit)，②眼窩脳回路(orbitofrontal circit)，③前部帯状回回路(anterior cigulate circit)が想定されており，①の回路のいずれかの部位の損傷で，遂行機能と運動プログラミング障害(executive dysfunction and motor programming deficits)が，②の回路のそれによって，易刺激性と脱抑制(irritability and disinhibition)が，③の回路のそれによって，無為無関心(apathy)が生じると指摘されている。

　したがって，③の回路が自発性低下ともっとも関連の深い回路であることになるが，これは，Bogousslavskyら(1991)[19]の提起する回路ともほぼ一致しており，前部帯状回(Anterior Cingulate Cortex)→線条体腹側部(側座核, Nucleus Accumbens)→淡蒼球腹側部(Globus Pallidus)→視床背内側核(medial dorsal thalamus)→前部帯状回という経路からなっていて，前頭葉では前部帯状回が，基底核では腹側部が，視床水準では背内側核の損傷が，それぞれ発動性欠乏の発現に一定の役割を果たしていることが示さ

れている。最近は，基底核近傍の内包損傷の役割も，注目されている。

　ここで是非とも指摘しておかねばならないのは，前頭葉背外側部と自発性の低下との関連である。少なくとも1970年代までは，Kleist（1934）[4]やAjuriagurra et Hécaenl（1965）[20]に代表されるように，前頭葉背外側部の損傷によって発動性欠乏が，前頭葉眼窩面の損傷によって脱抑制が生じるとみなされてきた。しかし最近では，上述のように，発動性欠乏をきたす前頭葉の主たる病変部位は内側面の前部帯状回ないし基底核であるとみなす見解が目立ってきている。しかしながら，前頭葉背外側部の損傷で重大な発動性欠乏の生じうることは，従来からほとんど臨床的常識とみなされてきたといってもよいので，このことは，是非とも再考される必要があると思われる。

　事実，ごく最近になって，Apathyを三型にわける試みが行われていて（Levyら，2005）[21]，上記の三回路との関連でいえば，③の帯状回─基底核回路は，確かに重大な自己賦活の喪失をきたすが，①の前頭前野─基底核の損傷の際には，行為の立案（planning）が認知的に困難になるために，目標に向けての行為の遂行が困難になり，結果としてApathyが生じうるとされ，また，②の眼窩脳（傍辺縁系）─基底核回路の損傷の場合でも，情動を行為に結びつけたり，行為の結果を的確に評価することができなくなるために，ここでも一定の目標に向けた行為を行えなくなって，結果的にApathyをきたしうる，と論じている。

　この見解は，従来からの知見とよく整合するものであり，前頭葉背外側部の損傷でも発動性低下が生じうるということを説明しうるし，眼窩脳損傷者で，脱抑制的な行為がみられる場合であっても，それは対象としての刺激が存在する際であって，何も刺激がない時には，むしろ自分か

ら何かをするということがあまりみられない，という一見逆説的な臨床的知見ともよく合致する。

つまり，上述の前頭葉―基底核関連の三回路のいずれにおいても，性質は多少とも異なるにせよ，結果としては，Apathyといってよい臨床症状が発現しうるということになる。

こうした見方は，とりあえずは臨床的事実とよく符号すると思われるので，自発性の低下（意欲の低下，発動性欠乏）を考えるうえで貴重な見解であると考えられるし，臨床的な自発性の低下の多様性とよく対応し，有用であると考えられるのであるが，一方，アパシー（apathy, Marin）の概念に代表されるように，認知障害にも，情意障害にも，意識障害にも還元しえない，一次的な「動因障害」である，とする見方とは若干相容れない部分があることに留意しなければならないであろう。すなわち，上記の前頭葉―基底核―視床の三回路のうち，③の帯状回―基底核回路は，確かに重大な自己賦活の喪失をきたし，一次的な動因の障害を生ずるといってよいであろうが，①背外側前前頭葉回路（dorsolateral prefrontal circit）で生じうる自発性の低下は，遂行機能障害などの認知機能障害と多少とも関連を有している可能性があり，さらに②の眼窩脳（傍辺縁系）―基底核回路の損傷の場合では，情動と行為とを結びつけることが困難になる結果生じる自発性の低下であるとすれば，情動障害の二次的帰結であるといえなくもないわけであるから，一次的な動因障害とは必ずしもいえないことになる。

さらに，前頭葉―基底核ループとは別に，右半球損傷や間脳近傍の損傷でも類似の意欲・発動性障害がみられる場合もある。これら相互の構造的関連は，未だよくわかっていない。

いずれにせよ，自己賦活の障害ないしアパシーの基準を満たすような場合には，とりあえず意欲・発動性の低下として捉えておき，それらに「質的差異」を見いだす方向で検討することが必要であると思われる。一次的な「動因障害」の場合の臨床像と，前頭葉—基底核ループの①や②でみられるそれや，その他の部位で生じうる意欲・発動性の低下とが，質的，構造的に明らかに区別可能なものであるならば，それはそれでそれぞれ別個に扱えばよいことになるが，現時点においてわれわれは，未だ，これらを明確に区別しうるだけの臨床的鑑別手段を有しているとはいえないようである。

まとめ

以上，自発性の低下（意欲の低下，発動性欠乏）に関わるいくつかの側面をみてきたが「うつとアパシー」については，第Ⅱ章4でさらに詳しく論じられるであろうし，関連する神経回路についても詳細に論及されると思われる。ここでもう一度，こうした事態についての捉え方をまとめておく。最近の考え方にもよく現れているように，自発性の低下を特徴づけるもっとも主要な側面は，外部からの刺激には最小限応じるが，意識・情動・認知に大きな障害がないにもかかわらず，個体自身の内部からの自発的な賦活が認められず，かつ外界で生じていることに対し根本的に無関心である，というところにある。少し見方をかえて言えば，最初にも述べたように，これは生命としての個体のあり方のもっとも重要な部分，すなわち絶えず変化しながら外界に関与していくという，いわば昨今「創発性」と呼ばれる特質の根本に関わる側面において，重大な障害の生じていることを示しているとみなすことができる。逆にいえば，もっとも基本的な「自発性」というのは，とりたて

て賦活，駆動させねばならぬようなものではなく，われわれが覚醒してふつうに生きている限り，何らかの水準においてたえず生成している，いわば生命体の基本機能である「創発性」の一定の側面を指し示すものであり，「自発性の低下」というのは，そうした側面が神経心理学的に障害を蒙った結果として認められる病態なのではないか，と考えることができる。

文　献

1) 大東祥孝：発動性障害の病理を探る．高次脳機能研究, 24：184-190, 2004.
2) 大東祥孝：意欲・発動性の障害．失語症セラピーと認知リハビリテーション（鹿島晴雄，大東祥孝，種村　純，編）．永井書店，大阪, pp.537-543, 2008.
3) 大橋博司：臨床脳病理学．医学書院，東京, 1965.
4) Kleist, K. : Gehirnpathologie. Leipzig, Barth, 1934.
5) Braun, E. : Vitale Person. G THieme, Leipzig, 1933.
6) Klages, W. : Frontale und diencephale Antriebsschwache. Arch Psychiat Nerv enkr, 191：365, 1954.
7) Hartmann, R.,Witter, H. : Le concept d'Antrieb en psychiatrie allemande. Evolution psychiatr, 31：25-31, 1966.
8) 大東祥孝：発動性の障害．臨床精神医学講座21「脳と行動」．中山書店，東京, pp.428-438, 1999.
9) Laplane, D., Baulac, M., Pillon, B., et al. : Perte de l'auto-activation psychique. Activité compulsive d'allure obsessionnelle. Lesion lenticulaire bilaterale. Rev Neurol, 138：137-141, 1982.
10) Laplane, D., Baulac, M., Widlocher, D., et al. : Pure psychic akinesia with bilateral basal ganglia. JNNP, 47：377-385, 1984.
11) Dide, M., Guiraud, P. : Psychiatrie du medecin praticien. Masson, Paris, 1922.
12) Habib, M., Poncet, M. : Perte de l'elan vital, de l'interet et de l'affectivité（syndrome thymhormique）au cours de lesions lacunaires des corps st riés. Rev Neurol, 144：571-577, 1988.
13) Marin, R.S. : Differential diagnosis and classification of apathy.

Am J Psychiatry, 147 : 22-30, 1990.
14) Marin, R.S., Firinciogullari, S., Biedrzycki, R.C. : Group differences in the relationship between apathy and depression. J Nerv Ment Dis, 182 : 235-239, 1994.
15) Levy, M.L., Cummings, J.L., Fairbanks, L.A., et al. : Apathy is not depression. J Neuropsychiatry Clin Neurosci, 10 : 314-319, 1998.
16) Andersson, S., Krogstad, J.M., Finset, A. : Apathy and depressed mood in acquired brain damage: relationship to lesion localization and psychophysiological reactivity. Psychol Med, 29 : 447-456, 1999.
17) Alexander, G.E., Crutcher, M.D., Delong, M.R. : Basal ganglia-thalamocortical circuits: parallel substrates for motor, oculomotor, "prefrontal" and "limbic" functions. Prog Brain Res, 85 : 119-146, 1990.
18) Cummings, J.L. : Frontal-subcortical circuits and human behavior. Arch Neurol, 50 : 873-880, 1993.
19) Bogousslavsky, J., Regli, F., Delaloy, B., et al. : Loss of psychic self-activation with bithalamic infarction. Neurobehavioural, CT, MRI and SPECT correlates. Acta Neurol Scand, 83 : 309-319, 1991.
20) Ajuriaguerra, J. de, Hécaen, H. : Le cortex cerebral. Masson, Paris, 1965.
21) Levy, R., Dubois, B. : Apathy and Functional Anatomy of the Prefrontal Cortex-Basal Ganglia Circuits. Cerebral Cortex, 10 : 2-13, 2005.

第 I 章 注意・意欲の捉え方

標準注意検査法・標準意欲評価法 CATSの臨床的意義

川崎医療福祉大学医療技術学部感覚矯正学科　種村　　純, 矢野　有基子
川崎医科大学附属病院リハビリテーションセンター　逸見　佳代
川崎医科大学リハビリテーション医学教室　椿原　彰夫

> **臨床に役立つ　ワンポイント・アドバイス**
> One-point Advice
>
> 　CATの因子分析検討を行った結果，選択性注意課題において処理速度と正確性は相反する側面であった。また注意の分配・転換および制御に関する課題は処理速度，聴覚性スパン，文字の視覚性注意，PASATの独自因子の4因子に分かれ，課題ごとの刺激の性質によって成績が相違した。CPTは3条件間の相関が高く，均質な検査であった。CAS各下位検査は互いに相関しておらず，意欲の客観的表現と主観的意識とは独立していた。これらの結果は注意・意欲の臨床的評価法としてCATSが妥当性が高いことを示している。

　標準注意検査法・標準意欲評価法CATSはわが国で標準化された注意検査および意欲評価法として広く使用されているが，標準化データ以外で解析的に妥当性の検討がなされたことはない。マニュアル（日本高次脳機能障害学会，2006）[1]によれば標準注意検査法CATの各下位検査は①スパン，②選択性注意，③注意の分配・転換および注意の制御，④注意の持続の4種に分類される。本稿ではまず個々の検査課題がこうした理論的分類に応じた構成となっているかを下位検査間の因子分析を通じて検討する。さらに各

下位検査と他の神経心理学的検査との関連性を検討する。注意機能はあらゆる認知活動の基盤とされるが、スパンや選択性注意と注意の制御機能では他の認知機能との関連の仕方が異なると考えられる。この問題には理論的な興味もあるが、実際の各検査との相関を明らかにしておくことは臨床上重要である。また標準意欲評価法CASは3種の評価尺度と行動観察からなっている。本稿では3種の評価尺度について主な測定内容を明らかにすることによって、各尺度の意義を明らかにしたい。

I. 各注意課題の測定内容に関する先行研究と標準化データの再検討

1 スパン

> **KeyWord**
> *標準注意検査法
> 代表的な注意課題を集め、脳損傷に伴う注意機能の障害を網羅的に測定する、わが国における標準的な検査法。

Digit Spanは順唱と逆唱でその処理過程は大きく相違しており、順唱は短期保持の能力を測定する課題であるのに対し、逆唱では聴覚的に与えられた数字列を保持するとともにその数字列の逆転操作を行う、というワーキングメモリ課題である。マニュアルの58ページ図1-4、①、②に記載されている標準化データによればDigit Spanの順唱・逆唱ともに健常者に比べて脳損傷者は有意に低成績であった。また逆唱については右半球損傷者および両側半球損傷者に比べて左半球損傷者に有意な成績低下が認められ、聴覚言語性ワークングメモリに対する左半球の関与を示すものと考えられる。一方マニュアルの58ページ図1-4、③、④に記載されているTapping Spanは正順も逆順も健常者と脳損傷者との間に有意な成績差を認めたが、脳損傷の左右半球間での有意な成績差は認められず、視空間性ワーキングメモリの右半球優位性は明らかにならなかった。Digit Span Backwardは右半球損傷例に比べ、左半球損傷例の成

績が低く，言語性ワーキングメモリと左大脳半球との関連性を示唆している。

❷ 選択性注意

　海外では各注意検査について，その測定内容の検討が行われている。それらの研究によると視覚的抹消課題は処理速度，コントロールされた処理および自動的処理の3因子からなる，とされる（Mitrushimaら, 2005）[2]。マニュアル58，59ページ図1-4，⑤，⑥，⑦，⑧に記載されているVisual Cancellation Task 正答率の結果によると，健常者に比べて左半球損傷者の成績低下は明らかではない。一方，右半球損傷者では有意な成績低下を示している。視覚性抹消課題は右半球損傷例で低下を示し，視空間探索能力と右大脳半球との関連性を示している。マニュアル59ページ図1-4，⑨，⑩に記載されているAuditory Detection Taskの正答率および的中率では健常者と脳損傷者の間，右および両側大脳半球損傷者と左大脳半球損傷者の間で有意な成績差を示した。言語性ワークングメモリと左大脳半球との関連性を示している。

❸ 注意の分配・転換および注意の制御

　マニュアル59ページ図1-4⑪に記載されている標準化データによればSDMTでは健常者と脳損傷者との間に有意な成績差が認められた。同じく60ページ図1-4，⑫，⑬に記載されている記憶更新課題では3スパン，4スパンとも健常者と脳損傷者との間に有意な成績差が認められたが，脳損傷者のうちの損傷半球別群の間には有意な成績差は認められなかった。聴覚音韻情報の保持には左半球が関与すると考えられるが，左半球損傷例の成績低下は統計学的に有意ではなかった。60ページ図1-4，⑭，⑮に記載さ

れているPASATについても2秒条件，1秒条件ともに健常者と脳損傷者との間に有意な成績差が認められ，損傷半球別には有意な成績差が認められなかった。

　PASATは以前に与えられた数を内的に保持しつつ加算を続ける課題である。この課題を行うためには情報処理の能力と速度が重要であると同時に，注意の維持と分配の機能も求められる。PASATの成績は他の注意課題と中程度の相関を示しており，選択反応時間（反応速度），数唱（短期保持），トレイルメイキング（数字の系統的検索），視覚的探索（視覚性選択性注意），Stroop（セットの転換），WMS（記憶），と多くの注意要素を含んでいる課題である。計算能力（WAIS算数問題）とも中程度の相関を示しており，前提として計算能力が保たれていなければ，注意課題として評価できない。本課題は難度が高く，軽度な脳損傷者においても成績低下が認められ，感度が高い。本課題遂行には即時記憶，情報処理および持続性注意の機能を含んでいる（Mitrushimaら，2005 [2]，Straussら，2006 [3]）。

　Stroop TestはCATでは，上中下の文字の意味とその文字が書かれている位置とが交絡するPosition Stroop Testを用いている。色と色名文字との間で交絡が生じる通常のStroop Testについてよく検討が行われている（Mitrushimaら，2005）[2]。それらによれば，本課題では例外的な反応に合わせて習慣的な反応を抑制する。知的処理を維持し，適切な特徴を選択する能力を測定している。因子分析的検討によれば処理速度と概念化能力の両因子が見いだされている。この概念化能力はWAISの積木模様，符号，類似，数唱の各課題と高い相関を示す。またPASATと中程度の相関が認められ，カテゴリー流暢性課題やハノイの塔課題と高い相関が認められている。遂行機能と関連する課題とみられる。本課題は健常者と脳損傷者との間では明確な成績

差を示し，外傷性脳損傷者で反応が遅くなることが知られている。また加齢に伴って成績が低くなる。病巣側との関連については，健常者より一側病変例で成績が低下し，両側病巣例ではさらに低成績となる。マニュアル60ページ図1-4，⑯，⑰に記載されているPosition Stroopの正答率は健常者と脳損傷例との間に有意差を示し，脳損傷例のうちでは両側損傷例が高成績で，右半球損傷例も，左半球損傷例も両側損傷例に比べ有意に低い成績であった。両側のびまん性病変例は注意・記憶機能の全般的低下を示すが，巣症状は示さないことが多い。すでに述べたようにStroop Testでは注意の機能とともに知的な処理に関する諸能力が関連を示しており，左大脳半球損傷例における言語機能や右大脳半球損傷例における空間認知能力の障害がStroop Testの成績に大きく影響するものと思われる。一方，所要時間については，健常者に比べて脳損傷例では有意に時間が延長していた。また，脳損傷例のうちでは両側半球損傷例に比べ左大脳半球損傷例の所要時間が有意に延長しており，これも言語的，知的処理に関わる障害を反映しているものと考えられる。

❹ 注意の持続

　CPTは覚醒度，衝動性の推移を評価する課題とされている。見落とし反応は注意の維持および覚醒度の障害を反映する。因子分析的研究によれば不注意と抑制の両因子が見いだされている。不注意の因子は注意の維持や覚醒度を反映しており，一方，抑制の因子は衝動的反応の抑制に関連すると考えられる(Straussら，2006)[3]。PASAT成績は逆唱および言語性・非言語性の流暢性課題と中程度の相関を示す。逆唱は言語性ワーキングメモリ課題であり，CPTの場合も前数字を保持しつつ加算操作を加えること

が求められ，言語性ワーキングメモリを必要とする。流暢性課題は発散性知能課題であり，処理速度に関わる課題である。PASATについても処理速度の要素が成績に大きく関与するものと思われる。

II. CATの各下位検査に関する因子分析的検討

わが国では注意検査バッテリーとして標準注意検査法（CAT）が標準化され，9種の注意検査が一括して施行される。したがって従来の海外の研究にはない注意課題間の関連性をも検討することが可能である。本研究ではCATの各下位検査を含む全データについて因子分析的検討を行った。

対象は川崎医科大学附属病院リハビリテーションセンターにて2010年1月から2012年10月までにCATを施行した262名で，年齢は59.6±16.4歳であった。これらの症例ではCATに加え，次のいずれかの神経心理学的検査を受けていた。WAIS-Ⅲ，BADS，WMS-R，RBMT，BIT，仮名ひろいテスト，RCPM，MMSE，FAB。また，CAT下位検査のうち，CPTを行うことができたものは20例，CASを合わせて行ったものは17例であった。

因子分析は主因子法およびバリマックス回転を適用し，表1にその結果を示した。第1因子に高い負荷を示した項目は各種刺激についてのVisual Cancellation TaskとPosition Stroop Testのそれぞれ所要時間であった。したがって第1因子は「選択性注意課題に関する処理速度」と解釈される。第2因子はMemory Updating Testの4スパン，3スパンの正答率，Digit SpanのForwardとBackwardに高い因子負荷を示した。したがって第2因子は聴覚性スパンと解釈される。第3因子にはPosition Stroop Test正答率，Visual Cancellation

> **KeyWord**
> *因子分析
> 多変量データに含まれている共通因子を抽出する統計解析法。因子軸の回転により解釈しやすい結果が示される。本研究ではCAT下位検査間の共通性と独自性を明らかにする。

【表1】標準注意検査法の因子行列（主因子法，バリマックス回転後）

		1	2	3	4	5	6
Digit Span	Forward	−.135	.673	.041	−.148	.173	−.019
	Backward	−.225	.531	.190	.089	.236	.063
Tapping Span	Forward	−.245	.260	.364	.045	.370	−.138
	Backward	−.161	.381	.249	.039	.297	.009
Visual Cancellation Task							
	図形①所要時間	.778	−.138	−.350	−.117	−.145	−.029
	図形①正答率	−.055	.080	.286	.644	.001	.041
	図形①的中率	−.022	−.068	.136	.786	−.019	.107
	図形②所要時間	.788	−.288	−.277	−.060	−.179	.076
	図形②正答率	.000	.077	.001	−.010	.019	−.319
	図形②的中率	−.110	.090	.112	.656	−.045	−.191
数字	所要時間	.898	−.299	.003	−.002	−.158	−.015
	正答率	−.116	.232	.604	.428	.058	−.148
	的中率	.021	−.002	−.084	.189	.072	.053
仮名	所要時間	.857	−.180	−.029	.084	−.145	−.049
	正答率	.014	.199	.561	.642	.147	.024
	的中率	.024	−.135	−.048	.316	−.003	−.010
Auditory Detection Task	正答率	−.014	.293	.015	.019	.225	.499
	的中率	−.068	.348	.226	−.006	.080	.556
SDMT	達成率	−.491	.362	.374	.146	.380	.153
Memory Updating Test	3スパン	−.253	.759	.178	.052	.101	.063
	4スパン	−.284	.821	.053	−.036	.160	.124
PASAT	2秒条件	−.278	.276	.099	.092	.829	.124
	1秒条件	−.221	.257	.125	−.012	.747	.099
Position Stroop Test	所要時間	.461	−.181	−.603	−.045	−.345	−.215
	正答率	−.219	.089	.698	.049	.093	.214

Task数字，仮名の正答率に負荷が高かった。したがって文字素材に関する視覚性注意に関わる因子と解釈される。第4因子は図形，仮名および数字に関するVisual Cancellation Taskの的中率および正答率に負荷が高かった。したがって選択性注意課題に関する正確性の因子と解釈される。ここで選択性注意課題の因子が処理速度と正確性の両因子に分かれることが注目される。注意課題ではしばしば所要時

間と正確性の成績が相反することが知られている．すなわち選択性注意課題を速く行えば正確性が低下し，ゆっくり行えば正確性が増す，という速度と正確性の間にtrade offの関係がみられる．このような成績を反映して，今回選択性注意課題の成績が両因子に分かれたものと解釈される．第5因子についてはPASAT 2秒条件と1秒条件の負荷量が高く，PASATに関する特殊因子と考えられる．第6因子はAuditory Detection Taskの的中率と正答率に負荷が高く，聴覚性検出課題に関する特殊因子と考えられる．

以上，CPTを除くCATは①選択性注意・処理速度，②聴覚性スパン，③文字の視覚性注意，④選択性注意・正確性，⑤PASAT，⑥聴覚性検出の6因子から構成されていた．検査マニュアル20ページ表1-1によれば標準注意検査法CATの各下位検査は①スパン，②選択性注意，③注意の分配・転換および注意の制御，④注意の持続の4種に分類される．この分類と今回の結果を対比してみると，スパン課題の内の数唱は記憶更新課題と合わさって第2因子を構成した．記憶更新課題と数唱はいずれも数が聴覚的に与えられ，それらを保持するという，極めて似た課題内容である．記憶更新課題は注意の制御の側面よりもスパンの側面が強いと考えることができる．一方，Tapping Span課題は6因子のいずれにも高い負荷を示さなかった．CATに含まれる他の課題との間に関連を示さない課題であった．選択性注意課題は視覚性抹消課題と聴覚性検出課題がそれぞれ別の因子に分かれ，さらに視覚性抹消課題の所要時間と正確性が両因子に分かれた．この結果には本検査において選択性注意課題の成績指標が多く含まれていることも関係している．次に注意の分配・転換および注意の制御に関する各課題については，SDMTは第1因子に負荷が高く，PASATは独立して第5因子を形成し，記憶更新課題

は数唱課題とともに第2因子を構成していた。Position Stroop Testは所要時間・正答率ともに文字の視覚性注意に関わる第3因子に負荷が高かった。こうしてみると注意の分配・転換・制御に関わる諸検査はひとつのまとまりを形成せず，扱う情報の性質や処理の内容に従って異なった成績を示すことがわかった。

Ⅲ. CAT各課題と他の神経心理学的検査との関連性

次にCAT各課題の性質を明らかにするために他の神経心理学的検査との関連性を検討した。表2のWAIS-Ⅲの言語性課題とCAT各項目との相関を見ると，Digit SpanとWAIS-Ⅲの数唱，語音整列の両課題および作動記憶指標と高い相関を認めた。Digit Spanと数唱は同一の検査であり，語音整列は一連の数詞を聴かせ，数は昇順に，語音は50音順に並べ替えて言わせる課題で，聴覚言語性ワーキングメモリを必要とする課題である。また作動記憶指標は算数と数唱および語音整列の成績を合成した指標であり，いずれも聴覚言語性ワーキングメモリに関する課題である。WAIS-Ⅲ動作性課題とCAT下位検査課題との相関について検討した。Digit Span Backwardは動作性知能指数，知覚統合指標および処理速度指標と高い相関を示した。知覚統合指標は絵画完成，積木模様および行列推理の成績を合成した値で，視覚表象の貯蔵と処理を含む諸課題である。処理速度指標は符号および記号さがしの両課題の成績を合成した値である。また動作性知能指数は知覚統合と処理速度の両指標を合成した値である。Tapping Span Forwardは絵画配列課題と高い相関を示した。両課題ともワーキングメモリにおける視覚表象の処理に関与すると考えられる。

> **KeyWord**
> ＊神経心理学的検査
> 脳損傷に伴って出現する言語，認知，行為，記憶，前頭葉機能などの障害を質的量的に評価する各種検査法。CATSもそのひとつである。

【表2-1】CAT各項目とWAIS-Ⅲ各下位検査（言語性）との間で有意な相関を示した組合せ

WAIS-Ⅲ (言語性)	単語	類似	算数	数唱	知識	理解	語音整列	VIQ	言語理解	作動記憶
Digit Span Forward	.23**			.45***	.15	.21**	.34***	.21**	.18**	.44***
Digit Span Backward	.14	.16	.15	.33***		.26***	.40***	.37***	.28***	.45***
Tapping Span Forward		.25**		.17**			.29***			
Tapping Span Backward										
抹消△ 所要時間							-.22**			-.22**
抹消② 所要時間	-.14	-.20**		-.15		-.18**	-.22**	-.20**	-.20**	-.26**
抹消3 所要時間	-.15	-.18**		-.14		-.20**	-.21**	-.21**	-.19**	-.25**
抹消か 所要時間		-.19**		-.19**		-.18**	-.26**	-.19**	-.18**	-.23**
抹消△ 正答率										
抹消② 正答率										
抹消3 正答率										
抹消か 正答率										
抹消① 的中率										
抹消② 的中率										
抹消3 的中率										
抹消か 的中率	-.20			-.14		-.14				
聴覚検出 正答率		.14				.25	.26***	.22**	.20**	.23**
聴覚検出 的中率						.18**	.17			
SDMT 達成率	.14	.14		.24***		.26	.37***	.22**	.18**	.35***
記憶更新 3	.15			.28***			.27***	.19	.16	.36***
記憶更新 4	.20**			.36***		.22**	.28***	.18	.17	.37***
PASAT 2秒条件	.15	.16		.18		.30	.35***	.19		.26***
PASAT 1秒条件						.25**	.31***	.19	.25**	.37***
上中下 所要時間						-.23**	-.34***	-.23**	-.21**	-.28**
上中下 正答率										

**P<0.1, ***P<0.01

　視覚性抹消課題は所要時間についても，正答率についても絵画配列および組み合わせと高い相関が認められた。視覚性抹消課題では抹消すべき目標刺激の視覚表象を保持しつつ刺激布置の中から目標刺激を抹消していくことになる。絵画配列および組み合わせの両課題についても，絵画配列では状況図の認知に基づいて数枚の絵の関連性を構成することが求められ，一方，組み合わせ課題では全体像と個々の部分とを対応づける作業であり，いずれの課題も視覚表象

【表2-2】CAT各項目とWAIS-Ⅲ各下位検査（動作性）との間で有意な相関を示した組合せ

WAIS-Ⅲ（動作性）	絵画完成	符号	積木模様	行列推理	絵画配列	記号探し	組合せ	PIQ	知覚統合	処理速度
Digit Span Forward	.15	.19**	.23**	.14		.20**		.20**	.20**	.18**
Digit Span Backward	.25***		.15	.22**	.20**	.20**	.21	.37***	.37	.33***
Tapping Span Forward	.21**			.24**	.44***			.23**	.24	
Tapping Span Backward								.15	.15	
抹消△ 所要時間	-.37***		-.17	-.17	-.19**	-.25***	-.34***	-.40***	-.45***	-.41***
抹消② 所要時間	-.44***	-.21	-.27**	-.18**	-.26**	-.36***	-.40***	-.45***	-.44***	-.47***
抹消3 所要時間	-.39***	-.19**	-.24**	-.16	-.22**	-.33***	-.33	-.38***	-.33***	-.38***
抹消か 所要時間	-.33***	-.16	-.19**		-.16	-.27**	-.26**	-.32***	-.28***	-.35***
抹消△ 正答率	.22**	.14	.18**	.22**	.19**	.23**	.21	.33***	.39***	.33***
抹消② 正答率										
抹消3 正答率	.35***		.21**	.26***	.29***	.24**	.30***	.41***	.50	.32***
抹消か 正答率	.43***	.16	.25**	.26**	.34***	.26**	.35***	.45***	.51***	.34**
抹消① 的中率	.25**		.16	.22**	.22**	.16	.29**	.28**	.31***	.22**
抹消② 的中率	.24**		.13	.20**	.20**	.15	.29**	.26**	.37***	.22**
抹消3 的中率	.16							.15	.16	
抹消か 的中率		-.29***	-.20**			-.23***				
聴覚検出 正答率	.22**	.14	.24***			.28***	.26**	.31***	.35***	.33***
聴覚検出 的中率	.25***		.20**					.20**	.23**	.14
SDMT 達成率	.49***	.25***	.32**	.33***	.29***	.41***	.28***	.58***	.58***	.57***
記憶更新 3	.14	.14	.20**			.18		.24**	.25***	.23**
記憶更新 4	.23**	.21**	.30***	.16	.17	.25**		.33***	.34***	.27**
PASAT 2秒条件	.40***	.15	.24**	.28**	.26**	.27**		.44***	.41***	.38***
PASAT 1秒条件	.32***		.17	.18	.28**	.21	.24	.47***	.42***	.42***
上中下 所要時間	-.35***		-.15	-.25***	-.17	-.22**		-.44***	-.45***	-.41***
上中下 正答率	.21**			.18				.28**	.29***	.23**

**P＜0.1, ***P＜0.01

と現前する対象との対応という点で共通していると考えられる。また抹消課題とは動作性知能指数および知覚統合指標との間で高い相関が認められた。これらの指標は現前刺激と視覚表象の対応および処理速度に関わる指標で視覚性抹消課題の正確性と所要時間の両側面に関わると考えられる。

表3に示す通りBADSとCATの下位検査間の相関を検討した。規則変換課題および修正6要素課題が多くのCAT課題と高い相関を示した。両課題とも現前の刺激以外にも

【表3】CAT各項目とBADS各下位検査との間で有意な相関を示した組合せ

	規則変換	行為計画	鍵探し	時間判断	動物園	修正6要素	総プロフィール得点
Digit Span Forward	.27**			.20***	.29***	.31***	.37***
Digit Span Backward	.43***	.25**	.22**	.34***	.35***	.39***	.53***
Tapping Span Forward	.34***	.17	.33***	.17	.46***	.35***	.50***
Tapping Span Backward	.36***	.20	.25**	.19	.41***	.43***	.49***
抹消△ 所要時間	-.29***	-.26**	-.27**	-.22**	-.38***	-.29***	-.47***
抹消② 所要時間	-.38***	-.38***	-.30***	-.19	-.39***	-.31***	-.54***
抹消3 所要時間	-.32***	-.30***	-.29***	-.19	-.37***	-.28***	-.50***
抹消か 所要時間	-.35***	-.28***	-.29***	-.17	-.31***	-.26***	-.46***
抹消△ 正答率					.20**	.22**	
抹消② 正答率					.22**		.15
抹消3 正答率					.29**	.17	.21**
抹消か 正答率	.15	.16	.16		.30***	.26**	.27***
抹消① 的中率					.18	.21**	
抹消② 的中率					.26**	.16	.18
抹消3 的中率					.17		
抹消か的中率				-.19			
聴覚検出 正答率	.26**	.17	.17	.17		.26**	.33***
聴覚検出 的中率	.30***	.26**	.18	.25**	.29***	.29***	.44***
SDMT 達成率	.47***	.40***	.37***	.27**	.46***	.44***	.66***
記憶更新 3	.37***	.20	.23**	.30***	.37***	.33***	.52***
記憶更新 4	.33***	.30***	.21	.34***	.45***	.29***	.52***
PASAT 2秒条件	.44***	.28***	.38***		.38***	.49	.56***
PASAT 1秒条件	.43***		.30**		.29***	.44***	.51***
上中下 所要時間	-.42***	-.36***	-.29***	-.22**	-.33***	-.40***	-.56***
上中下 正答率	.31***	.26**	.17	.31***	.24***	.21**	.40***

**P<0.1, ***P<0.01

注意を払わなければならない課題であると考えられた。また，総プロフィール点も多くのCAT下位検査と相関を示し，特にSDMT以降の注意の制御課題と高い相関を示した。遂行機能には注意の制御機能が深く関与すると考えられた。

表4のウエクスラー記憶検査およびリバーミード行動記憶検査の両記憶検査とCAT各下位検査との相関をみると，Digit Span，SDMTおよび上中下検査に相関が認められる

【表4】CAT各項目と記憶検査との間で有意な相関を示した組合せ

	WMS-R	言語性記憶	視覚性記憶	一般的記憶	注意/集中	遅延再生	RBMT	標準化得点	スクリーニング得点
Digit Span Forward		.27	.44***	.40**	.48***	.50***			
Digit Span Backward		.28	.43***	.38**	.48***	.45***		.32***	.27
Tapping Span Forward					.38**				
Tapping Span Backward			.33**	.34**	.39**				
抹消△ 所要時間			-.44***	-.36**	-.29	-.38**			
抹消② 所要時間			-.37**	-.35**	-.27	-.38**			
抹消3 所要時間		-.25	-.45***	-.36**	-.37**	-.41**			
抹消か 所要時間		-.25	-.38**	-.31**		-.46***			
抹消△ 正答率									
抹消② 正答率									
抹消3 正答率									
抹消か 正答率									
抹消① 的中率			.32**	.32**					
抹消② 的中率									
抹消3 的中率									
抹消か 的中率									
聴覚検出 正答率									
聴覚検出 的中率			.39**		.30	.29			
SDMT 達成率		.25	.48***	.54***	.43***	.51***			
記憶更新 3			.32**	.27**	.31				
記憶更新 4			.31		.48***				
PASAT 2秒条件		.25	.39**	.33**	.37**				
PASAT 1秒条件			.37**						
上中下 所要時間			-.48***	-.42***	-.35**	-.53***			
上中下 正答率			.30	.35**		.36**			

**P<0.1, ***P<0.01

ものの，その他の課題では相関が認められなかった．抹消課題，聴覚検出課題などの選択性注意課題は与えられる課題に対して選択を行う課題であり，とくに記憶機能を要さない．一方 Digit Span は記銘課題であり，SDMT および上中下課題では必要な情報の保持が求められるために記憶検査との相関がみられたと考えられる．

表5にBIT行動性無視検査および仮名ひろい検査とCAT各下位検査との相関を検討した．BIT通常検査は視

【表5】CAT 各項目と BIT・仮名ひろいテストとの間で有意な相関を示した組合せ

	BIT	通常検査	行動検査	仮名ひろいテスト	無意味綴り	物語
Digit Span Forward					.23**	.27**
Digit Span Backward					.44***	.45***
Tapping Span Forward			.40**		.45***	.40***
Tapping Span Backward	.35**		.40**		.42***	.38***
抹消△ 所要時間		−.26	−.50**		−.53***	−.45***
抹消② 所要時間			−.40**		−.58***	−.51***
抹消3 所要時間					−.60***	−.51***
抹消か 所要時間					−.57***	−.46***
抹消△ 正答率		.50***	.61***		.20	.18
抹消② 正答率			.75***			
抹消3 正答率		.74***	.88***		.26**	.23**
抹消か 正答率		.60***	.70***		.33***	.32***
抹消① 的中率		.26	.47***			
抹消② 的中率		.28	.55***		.24**	.17
抹消3 的中率			.41***		.21	
抹消か的中率			.32			
聴覚検出 正答率					.25**	.20
聴覚検出 的中率					.30**	.21
SDMT 達成率		.33			.75***	.74***
記憶更新 3					.52***	.51***
記憶更新 4					.47***	.38***
PASAT 2秒条件					.56***	.49***
PASAT 1秒条件					.36***	.36***
上中下 所要時間					−.66***	−.47***
上中下 正答率				.36	.32***	.33***

**$P<0.1$, ***$P<0.01$

覚性抹消検査の正答率と相関を示した。BIT 行動検査は Tapping Span および視覚性抹消検査の所要時間，正答率および的中率の各項目が相関を示した。Tapping Span および視覚的抹消検査は視覚探索を含んでおり，無視検査との間で相関を示したものと考えられる。

一方，仮名ひろいテストは無意味課題も物語課題もともに Digit Span，Tapping Span，視覚性抹消課題・所要時間および聴覚検出課題の両課題とは相関を示さなかった。仮

【表6】CAT各項目とRCPM, MMSE, FABとの間で有意な相関を示した組合せ

	RCPM	セットA	セットAB	セットB	総計	MMSE	FAB
Digit Span Forward		.26**	.26**	.24**	.30***	.22**	
Digit Span Backward		.46***	.46***	.42***	.47***	.44***	.61**
Tapping Span Forward		.19	.19	.19	.22**		
Tapping Span Backward		.47***	.47***	.48***	.52***	.34***	.64**
抹消① 所要時間		−.27**	−.27**	−.47***	−.48***	−.35***	−.65**
抹消② 所要時間		−.30***	−.30***	−.44***	−.47***	−.36***	−.54**
抹消3 所要時間		−.26**	−.26**	−.34***	−.40***	−.37***	−.70**
抹消か 所要時間				−.28**	−.32**	−.40***	
抹消△ 正答率				.17	.22**		
抹消② 正答率		.19	.19	.31***	.32***		
抹消3 正答率		.29***	.29***	.33***	.35***		
抹消か 正答率		.36***	.36***	.36***	.43***	.22**	.62**
抹消① 的中率				.20		.17	
抹消② 的中率		.27**	.27**		.26**	.17	
抹消3 的中率				.17	.23**		.73**
抹消か的中率							
聴覚検出 正答率						.40***	.58**
聴覚検出 的中率				.30**		.31***	.62**
SDMT 達成率		.48***	.48***	.61***	.62***	.42***	.75**
記憶更新 3		.29**	.29**	.28**	.31**	.36***	.52**
記憶更新 4		.32**	.32**	.36**	.40***	.35***	
PASAT 2秒条件		.43***	.43***	.47***	.52***	.37***	.81***
PASAT 1秒条件		.34**	.34**	.42***	.38**	.40***	
上中下 所要時間		−.39***	−.39***	−.44***	−.45***	−.43***	−.63**
上中下 正答率		.51***	.51***	.53***	.56***		

**P<0.1, ***P<0.01

名ひろいテストは分配性注意課題であり，単純な検出課題では相関が出現しなかったと考えられる。

　表6の通りCAT各下位検査とRCPM，MMSEおよびFABとの相関を検討した。レーヴン・プログレッシブ・マトリックス検査（RCPM）はDigit Span Backward, Tapping Span Backward, SDMT, PASATおよび上中下検査との間で相関が認められた。RCPMでは現前する視覚刺激間の関係を比較分析し，同様に刺激の照合を要する注意課題

【表7】CAT各下位検査の関連機能

CAT下位検査	関連機能
Digit Span	視知覚，言語性WM，記銘，セット転換，行動管理
Tapping Span	視知覚，視空間走査，計画，時間管理
抹消・所要時間	視知覚，視空間走査，記銘
抹消・正答率	視空間走査
抹消・的中率	視空間走査
聴覚性検出	なし
SDMT	視知覚，視空間性WM，記銘，セット転換，計画，時間管理，推理
記憶更新	言語性WM，計画
PASAT	視知覚，視空間性WM，セット転換，時間管理，推理
上中下	視知覚，視空間性WM，記銘，セット転換，時間管理，推理

に関連が認められるものと考えられる。MMSEについてはDigit Span Backward，聴覚検出課題，SDMT，PASATおよび上中下検査に相関が認められた。MMSEは見当識，記銘，呼称，復唱，理解，書字，構成の諸課題からなる。これらの知的諸課題を行う上で必要となる聴覚情報の保持，視覚情報の照合に関わる諸課題に関連がみられたものと考えられる。また，FABについてはDigit Span Backward，Tapping Span Backward，視覚性抹消課題，聴覚検出課題，SDMT，記憶更新課題，PASATおよび上中下検査のCAT全下位検査と相関が認められた。FABは概念形成，言語流暢性，連続動作，規則に基づく反応の選択，Go-NoGo課題などの各種前頭葉検査課題を含んでおり，十分な注意機能を前提としていると考えられる。

　以上の結果から表7のようにCAT各下位検査が関連を示す機能を一覧表にした。視覚性抹消検査および聴覚性検出検査は他の機能との関連をほとんど示さないが，Digit Span，SDMT，PASATおよび上中下の各検査はワーキングメモリおよび遂行機能に関わる多くの機能との関連を示した。

【表8】CPT 各項目の内部相関

	SRT反応時間	X反応時間	AX反応時間	SRT正答率	X正答率	AX正答率	SRT的中率	X的中率	AX的中率
SRT反応時間		.89	.69	.61	.78	.60	.53	.67	
X反応時間			.80	.82	.82	.72	.77	.76	.53
AX反応時間					.62	.67		.58	.71
SRT正答率					.69	.60	.99	.67	
X正答率						.81	.60	.94	
AX正答率							.55	.77	.66
SRT的中率								.60	
X的中率									.60
AX的中率									

**P＜0.1, ***P＜0.01

Ⅳ. Continuous Performance Test (CPT) に関する相関分析

　Continuous Performance Test は適用症例数20名と少なく，別個に検討した。表8に示す通りContinuous Performance Test (CPT) 3課題，すなわち反応時間課題，X課題およびAX課題の各指標間の相関をみると，いずれも高い相関を示しており，各条件間の均一性は高いと考えられる。表9のようにCPT各指標と他の神経心理学的検査との相関は高い値が得られているが，適用症例数の問題があり，有意な相関を示した組み合わせは反応時間課題SRTの的中率とBADS修正6要素課題のみであった。両課題とも課題条件を念頭に置きつつ現前の刺激を処理するワーキングメモリ課題であった。CPTとCAT各下位検査との相関ではSRTの正答率および的中率がDigit Span Backward，記憶更新課題3スパンと相関を示した。持続性注意とワーキングメモリの関連性を示したものと考えられる。

　以上，Continuous Performance Test は3条件間の内部相関が高く，均質な検査であることが判明した。CATの各下位検査の中ではスパン課題との関連性が認められた。

【表9】CPTと他の神経心理学的検査およびCAT各下位検査との間で有意な相関を示した組合せ

	BADS修正6要素	CAT Digit Span Backward	CAT 記憶更新3 正答率
SRT反応時間			
X反応時間			
AX反応時間			
SRT正答率			.63**
X正答率			
AX正答率			
SRT的中率	.94**	.62**	.67**
X的中率			
AX的中率			

P<0.1，*P<0.01

V．標準意欲評価法CAS

KeyWord
*標準意欲評価法
脳損傷に伴う意欲低下について面接，質問紙，日常生活行動，自由時間の行動観察および臨床的総合評価を行う。

　標準意欲評価法の3スケールの意義について，標準化データから検討する。面接による意欲評価スケールは全15項目で，表情，視線，仕草など評価者が面接場面における対象者の行動を観察して評価する。気力，自らの状況についての理解など対象者の応答内容から推測して評価する項目も含まれる。質問紙による意欲評価スケールは興味や日常生活態度，社会的行動について33項目の自己評価を行う。日常行動の意欲評価スケールは日常生活活動および日常生活関連活動の自立度16項目である。

　マニュアル170ページ図2-4，①に示された通り，標準化データの面接による意欲評価の結果では，健常者はほとんど0点に近く，脳損傷例は3群とも10点台で，平均得点上は軽度の意欲障害であった。マニュアル170ページ図2-4，②の通り，質問紙による意欲評価では健常者は30点であるのに対し，右半球損傷例35点で健常者との間に有意な得点差はなし，左半球損傷例は40点，両側損傷例は38点で，両群とも健常者との間に有意な得点差が認められた。本評価表は意欲の主観的側面であり，脳損傷者本人が日常

生活，社会生活の変化を強く意識していることになり，抑うつの主観的表現と捉えることができる。一方，右半球損傷例は自らの意欲低下を認識していない可能性がある。

　マニュアル170ページ図2-4，③の通り，日常生活行動の意欲評価では健常者に対する脳損傷例の有意な成績低下が認められ，脳損傷，特に身体障害に伴ってADLおよびAPDLの低下が生じる。左大脳半球損傷例に対して右半球損傷例は有意に成績が低下している。右半球損傷例では右片麻痺に半側無視などの認知機能の低下も加わり，ADL/APDLの成績低下が著しいものと思われる。

　以上，CAS各下位検査の内部相関は認められず，意欲の客観的表現と主観的意識とは独立していることがわかる。面接による意欲評価では前頭葉損傷を中心とした感情・意欲の低下を評価することになる。そのような器質性人格障害に伴う意欲障害例では本人は自らの意欲障害を認識することができない場合が多い。本人の意欲低下に大きく関与する要因は障害発生に伴う身体機能低下や社会生活技能低下に対する本人の抑うつ，不安などの反応であり，面接による意欲評価が反映している内容とは相違している可能性が高い。また，日常生活行動の意欲評価はADL，APDLの自立度であり，意欲以外の機能，特に身体機能が大きく関与すると考えられる。

　表10のCAS面接評価の評価点合計と個々の項目との相関をみると，相関の高かった項目は以下の通りであった。すなわち，仕草，声の抑揚，話題に対する関心，気力，周囲の出来事に対する関心および将来に対する希望・欲求であった。本人の積極的な関心が中心となって評価がなされていることがわかる。逆に合計点との間に有意な相関が認められなかった項目は会話の声量，応答の量的側面，応答の内容的側面で，会話行動の客観的側面であった。

【表10】CAS面接評価　合計点と各項目との相関

	1. 表情	2. 視線	3. 仕草	4. 身だしなみ	5. 会話の声量	6. 声の抑揚	7. 応答の量的側面	8. 応答の内容的側面	9. 話題に対する関心
評価点合計	.52	.61**	.83***	.62**			.77***		.85***
	10. 反応が得られるまでの潜時	11. 反応の仕方	12. 気力	13. 自らの状況についての理解	14. 周囲の出来事に対する関心	15. 将来に対する希望・欲求	16. 注意の持続性	17. 注意の転導性	
評価点合計	.59	.67**	.78***	.72**	.88***	.79**			

**P<0.1, ***P<0.01

【表11】CAS質問紙評価　合計点と各項目の相関

	1. 興味がある	2. その日のうちにやってしまう	3. 物事を始める	4. 新しい経験に興味がある	5. 努力する	6. 生活に積極的	7. 興味に時間を費やす
評価点合計	.82***	.74**	.75**	.80***	.66**		.69**
	8. 言われないと何もしない	9. 健康状態に関心がある	10. 友人と一緒にいる	11. うきうきする	12. 問題点に理解がある	13. 計画や目標がある	14. 何かしたい
評価点合計		.54		.67**		.63**	.81***
	15. はりきって過ごす	16. 物事に関わりをもちたくない	17. 腹が立つ	18. やる気がない	19. 集中する	20. 活動的	
評価点合計	.78***				.56	.82***	
	21. 何かするのに余計に時間がかかる	22. 身だしなみを構わない	23. うまくいっている	24. とりかかるのに時間がかかる	25. 人々とうまくつきあう	26. 生きがいを感じる	27. 物事を決められる
評価点合計			.66**		.56	.77**	.53
	28. 何かしようとしても手がつかない	29. 日常生活を楽しく送る	30. 問題を積極的に解決しようとする	31. 仕事や作業に打ち込む	32. 相手から話しかけてこない限り，知らないふりをする	33. 興味あることについて，調べたい	
評価点合計		.69**		.68**			

**P<0.1, ***P<0.01

　表11のCAS質問紙評価で評価点合計と高い相関を示した項目は興味，何かしたい，活動的などで，強い意欲を表す項目であった。より純粋な意欲を捉える項目群であった。逆に評価点合計と有意な相関を示さなかった項目は生活の積極性，行動の自発性，社会行動，問題解決能力など，意欲的行動の関連能力であった。

　表12の通り，CAS日常生活行動評価で評価点合計と高

【表12】CAS日常生活行動評価　合計点と各項目との相関

	1. 食事	2. 排泄	3. 洗面歯磨き	4. 衣服の着脱	5. 入浴	6. 訓練	7. 服薬	8. テレビ	9. 新聞や雑誌
評価点合計	.90**			.85	.80	.78	.80		.77
	10. 挨拶	11. 話をする	12. 電話	13. 手紙	14. 行事に参加	15. 趣味	16. 問題解決可能		
評価点合計	.80		.85				.88**		

**P＜0.1, ***P＜0.01

い相関を示した項目は食事，衣服着脱，電話，問題解決能力などADL・APDLの主要な項目であった。一方，評価点合計と有意な相関を示さなかった項目は排泄，洗面歯磨き，テレビ，話をする，手紙，行事に参加および趣味で，APDL項目については日常生活上必要度がより低い行動とも考えられた。

　以上，CAS各尺度はそれぞれの特徴に応じて項目の中で中心的情報と，項目のみの他との関連が薄い項目がある。面接評価表は意欲の表現，関心，仕草などを中心に評価しており，応答や注意については主な関心領域ではない。質問紙は意欲の主観的側面を評価しており，興味，「～したい」という意識，活動的かどうか，などの中心的情報で，関わり，問題点の理解，時間がかかる，といった項目は中心ではない。日常生活行動評価表では食事，電話，問題解決などが評価され，テレビ，会話，趣味などは評価されない。

謝辞：本稿に記載したデータの収集および解析には多くの方々のご協力を得た。
川崎医科大学附属病院リハビリテーションセンター　宮﨑彰子，川﨑美香，八木真美，矢野実郎，後藤良美，阿部宏美，中上美帆，横山友徳

川崎医療福祉大学医療技術学部感覚矯正学科　堀田冴由利，永山弥希，井上華，富本菖，阿河由登里，田中杏奈，上田孝英，吉村樹
岡山リハビリテーション病院　植谷利英

　本研究には以下の研究助成をいただいた。平成23年度川崎医療福祉大学医療福祉研究費「日常記憶検査の標準化に関する研究，脳損傷例に関する妥当性の検討」以上，記して謝意を表する。

　本研究は川﨑医科大学附属病院の倫理委員会から承認を得て実施された。承認番号1091-1

文　献

1) 日本高次脳機能障害学会Brain Function Test委員会：標準注意検査法・標準意欲評価法（日本高次脳機能障害学会，編）．新興医学出版社，pp.58-60, p.170, 2006.
2) Mitrushima, M., Boone, K. B., Razani, J., et al. : Handbook of Normative Data for Neuropsychological Assessment. 2nd Ed., Oxford University Press, Oxford, pp.59-170, 2005.
3) Strauss, E., Sherman, E. S., Spreen, O. : A Conpendium of Neuropsyachological Tests, Administration, Norms, and Commentary. 3rd Ed., Oxford University Press, Oxford, pp.554-677, 2006.

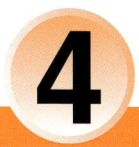

第Ⅰ章　注意・意欲の捉え方

注意・意欲・意識
―志向性の神経心理学―

京都大学名誉教授，周行会湖南病院顧問　　大東　祥孝

> **臨床に役立つ　ワンポイント・アドバイス**
> One-point Advice
>
> 　志向性というのは，常になにものかについて，なにものかに向かう「意識」という現象学の考えを基盤とする概念であるが，これは神経心理学的にみれば，注意が，いわば「認知的志向性」であるのに対して，意欲のほうは「動機的志向性」とみなすことができる。
> 　これらを支える意識の神経基盤となるネットワークとして，①セイリアンスネットワーク，②遂行制御ネットワーク，③デフォルトモードネットワークをとりあげた。進化論的にみれば，①は「一次意識」（想起された現在）で未来を知らず，②と③は言語の出現とともに立ち現れた「高次の意識」（未来，存在，運命を知る）であり，②は外へ向かう，③は内へ向かう，人間に特有の意識である。
> 　意欲の障害は①セイリアンスネットワークと，②は外へ向かう注意の障害と，③は内へ向かう自己認知の障害と関連が深いことを述べた。

はじめに―何が問題なのか―

　志向性の神経心理学，というのがすでに存在して確立しているわけではない。あえて「志向性」をとりあげたのは，今回のテーマである，注意と意欲の神経機構を，できれば包括的に検討してみたいと考えたからである。今ひとつは，注意と意欲を「意識」との関連で捉えるとどうなるか，を考えてみたかったからでもある。

Albert（1974）は，進行性核上性麻痺や，Parkinson病，Huntington舞踏病など，主として皮質下に主病変を有する変性疾患においてみられる認知症は，言語などの道具機能の障害よりは，注意・意欲などの基礎的機能の障害によって特徴づけられることを指摘した．つまり，道具的機能（instrumental function）と基礎的機能（fundamental function）を区別して捉えたわけである．

　皮質下性痴呆の症状は，(1) 思考過程緩徐徐化（slowing of thought process），(2) 無気力（apathy），(3) 忘れっぽさ（forgetfulness），(4) 易刺激性，などからなるが，とりわけ重要なのは，意欲と注意の障害であると考えられる．これらは，特定の対象（例えば言語）についての認知障害というよりは，何らかの対象へと向かうプロセスの障害とみなしうる．

　志向性というのは，現象学（BrentanoやHusserl）における中核的概念であり，「意識は常になにものかについての意識」であり，「なにものかに向けられている」という意味で志向性，と称された．注意も意欲も，なにものかに向けられているという意味で，志向性を構成する重要な要因となっていると考えられる．

　同じように志向性を構成する要因ではあるが，注意のほうは，いわば「**認知的志向性**」であるのに対して，意欲のほうは「**動機的志向性**」とみなしうる．志向性は，実質的には「意識」と同じ現象を指していると考えられるので，注意や意欲を支えるネットワークも，「意識」を支えるそれと共通するところがあると考えられる．

　そこで，本章では，意識の神経機構についての，最近の捉え方を紹介し，意識・注意・意欲について考えてみたい．

▶KeyWord

＊**志向性**

本来は現象学（BrentanoやHusserl）で提唱された意識関連の哲学的概念であり，「意識は常に，なにものかについての意識であり，なにものかに向かう性質を有する」とされた．これを神経心理学的に捉えなおしてみると，少なくとも「注意と意欲」に深く関わる可能性が高く，注意は「認知的志向性」，意欲は「動機的志向性」とみなすことができる．

I. 意識関連の3つのネットワーク

　意識についての議論が本格化しつつある。様々な見解が提起されているが，ここでは筆者なりの捉え方を紹介してみたい。ここでは以下の3つの意識関連のネットワークを中心に論じ，Edelmanの一次意識，高次の意識との関連を射程に入れて，考察してみようと思う。

　注目すべき3つのネットワークとは，
① Salience Network（セイリアンスネットワーク）
② Executive Control Network（遂行制御ネットワーク）
③ Default Mode Network（デフォルトモードネットワーク）
である。

　①は，腹側前部帯状回（vACC）と眼窩脳前頭―島皮質（orbital frontoinsular cortex）によって支えられており，皮質下，辺縁系構造との強い結合を有している。②は，前頭葉背外側皮質と頭頂葉新皮質によって，③は，皮質正中内側部構造（cortical midline structures）を中心とする領域によって支えられていると考えられる。

　セイリアンスネットワークとは，「動機的際立ち系」とでもいうべきシステムであり，個体が，その場その場で自身にとって重要である外的情報を際立たせ，同時に，その際立ちに対応する神経ネットワークを活性化させるような系であり，いってみれば「情動社会行動系」であって，前頭葉内側前部帯状回と，内側底面の眼窩脳―島皮質とから構成され，皮質下・辺縁系と強い結合を有している。そしてその障害は，脱抑制，アパシー，被影響性・常同性症状，気づきの欠如，等として出現すると想定される。

　セイリアンス（salience）という概念は，日本語に訳しにくいことばであるが，要は，「ある対象が個体にとって際立って意味をもってくる」とともに，それに呼応して，脳

> **KeyWord**
> ＊セイリアンスネットワーク
> 動機的際立ち系ないし社会行動系を支える意識を支えるネットワークであり，進化論的にみれば「一次意識」（最初に出現した「想起された現在」）に対応すると考えられる。前部帯状回，眼窩脳，島から構成されている。

内でも，「特定の（解剖学的，神経薬理学的）ネットワークが際立って活性化される」ことを意味している。

次に，遂行制御ネットワークであるが，これは，前頭葉背外側と頭頂葉連合野の連繋を基盤に，外界との知覚・運動に際して生じる「認知的問題解決」に対応する機能系と考えられる。頭頂連合野が外界からの情報をルーチンの手法で処理することが困難になった際に，前頭葉関連の遂行機能が働き始める。意識の側からみると，"Externally Oriented"，すなわち「外界に向けられた」意識であるといってよい。

第三のデフォルトモードネットワークは，近年，大きな注目を集めている系であり，なんらかの課題達成活動の際には鎮静化しているが，安静休息状態にあって活性化し，おそらく内界に対して志向しているであろう状態において，賦活されるネットワークである。これはいわば，**"Internally Oriented"**，すなわち，「内界に向けられた」意識であるといってよいであろう。とりわけ内側前頭葉，前部帯状回，後部帯状回および楔前部と，外側側頭葉などから構成されている。

Ⅱ．Edelmanの意識論との関連

Edelmanは，意識が進化の過程で生じきたったものと考え，まず最初に，「一次意識」が生じたとする。意識の神経基盤であるダイナミック・コアの統合過程を基盤にして，進化の過程で，まず「一次意識」が出現する。一次意識は，自己の価値カテゴリー記憶（value category memory）ニューロン群と，知覚カテゴリーシステム（perceptual categorization）というニューロン群の間において生じる「再入力」結合を基盤として発生するという（大東，2011）。

> **KeyWord**
> *遂行制御ネットワーク
>
> 外界に向かい，認知的課題を解決する際に，ルーチンな手法で処理が困難になった際に働き始める「外へ向かう」高次な意識を支える神経基盤。頭頂葉連合野，前頭葉連合野を中心とするネットワーク。

> **KeyWord**
> *デフォルトモードネットワーク
>
> 近年，大きく注目をあびている意識関連の神経基盤であり，何か外的課題を行っている際には沈静化しているが，何も外的課題を行っていない，一見，休息時に極めて大きな賦活を示す。おそらく，「内界の"自己"的対象に向けられた，内へ向かう意識」と考えられる。遂行制御意識とともに，高次の意識の重要な側面を支えている。皮質正中内側部構造（前部帯状回，後部帯状回，楔前部）と外側側頭葉の関与が想定されている。

知覚カテゴリーシステムは大脳の後方領域，価値カテゴリーシステムは，前方領域から構成されている，と考えられている。一次意識は，「想起された現在」(Remembered Present) ともいわれ，価値づけられた過去が現在化した状態であり，未だ未来を知らない。この一次意識は，人間以外の哺乳類においても認められる。

言語野の出現とともに，自己の価値カテゴリー記憶と外界からの知覚カテゴリーシステムとの間に意味論的能力，統語論的能力が介在して，新しい再入力が生じる。この再入力過程が，高次の意識 (higher order consciousness) の発現を促す。高次の意識の発生とともに，セルフの概念や，過去・未来の概念が生じる，と Edelman はいう。世界の不思議や自己の運命について知ることになるのも，この高次の意識においてである。

ここで筆者の考えを述べておくと，高次の意識発現の契機となった「言語」は，決して，単なる「道具」としての言語ではない。ふつう，主体というものがあって，主体が言語を語る，と思われがちであるが，実際には，「言語によって主体が語られる」という逆説的構造になっているのである。いいかえれば，言語は主体とともに，逆説的に立ち現れる。このことについては筆者のモノグラフを参照されたい[13]。

ここで，さきほどの3つの意識関連のネットワークと Edelman の意識論との関連をみておこう。セイリアンスネットワークは，いわば「感覚が感情に変換される身体感情意識」という性質を有しており，Edelman の「一次意識」に概ね相当すると考えられる。遂行制御ネットワークとデフォルトモードネットワークが，「高次の意識」に対応する可能性が高いと想定される。

Ⅲ. 意識様態の諸相

　上記の3ネットワークを，さらに立ち入って，繰り返しを厭わず，その様態という視座からみてみよう。

　セイリアンスネットワークは，感情的レベルにおける動機的際立ちとしての気づきであって，行動に直接むすびつきうるもので，これは**意欲**に相当する。おそらく一次意識に裏打ちされた気づきであって，これを支える神経基盤は，繰り返すが，前部帯状回―眼窩脳―島皮質によって支えられている。

　次に，外的対象への気づきとしての遂行制御ネットワークであるが，これはおそらく，高次の意識のうち，**外部へと向かう注意**とも捉えうる。すなわち，"externally oriented attention"（外へ向かう注意）である。これを支える神経基盤が，前頭連合野―頭頂葉連合野を中心とする，遂行制御ネットワーク（executive control network）なのである。

　高次の意識のうち，**内部へと向かう気づき**が再帰性意識ではないかと考えられる。すなわち，"internally oriented awareness"（内へ向かう気づき）として捉えることができる様態である。これを支える神経基盤として，もっとも想定されるのが，皮質正中内側部構造（cortical midline structures）を中心とするデフォルトモードネットワーク（default mode network）なのである。

　このように考えてくると，意欲というのは，一次意識に帰属し，それを支えているのは，セイリアンスネットワークであろうということになる。繰り返すが，関連する解剖学的部位は，前部帯状回，前頭葉眼窩脳，島皮質から構成されている。

　一方，高次の意識には，外へ向かう注意と内へ向かう注意とが含まれている。**外へ向かう注意**が，遂行・制御意識

ネットワークによって支えられていると思われる。これを支える解剖学的部位は、前頭葉連合野、頭頂葉連合野を中心とする領域である。

　高次の意識のうち、**内へ向かう注意**がある。いわば、自己へ向かう意識であり、これは再帰性意識と呼ばれる。再帰性意識は、おそらく、デフォルトモードネットワークによって支えられている。関連する解剖学的部位は、皮質正中内側部構造（cortical midline structures）が主体であると思われる。

Ⅳ. 志向性の病理

　こうした見方から、志向性の病理について考えてみよう。セイリアンスネットワークの病理は、上述したことから敷衍されることであるが、意欲の病理（動機的際立ちの病理）であることになる。これには、アパシーや脱抑制が含まれる。

　外へ向かう注意の病理が、いわゆる遂行機能障害であり、内へ向かう注意が再帰性意識の病理であって、これには、病態失認や、認知症における自己意識の障害を内在している。

　アパシーについては、別の章で詳述されるので、ここでは「脱抑制」についてふれておきたい。これは、いってみれば、「動機的際立ちの制御障害」である。脱抑制というのは、社会的な許容の範囲を超えた、社会的逸脱行動（易怒性、衝動性、攻撃性、性的逸脱行動、窃盗、ギャンブル、など）であり、そうした行動については、「してはいけないこと」と自ら述べながらも、これを抑制することができない。してしまったあとで、「もうしない」と謝りはするが、深刻味に欠ける。前頭葉底面眼窩脳損傷でみられることが

多い。ギャンブリング課題でハイリスクの山を引き続ける傾向が強い。

主として前頭側頭葉損傷に起因する，脱抑制，アパシー，被影響性の亢進などの社会行動障害についての病態失認は，ある意味でもっとも深刻な側面を有している。脱抑制は，おそらくセイリアンス意識が，その内部で制御を失った状態，あるいは，再帰性意識，ないし遂行制御意識の統制を離れて孤立してしまった事態の結果ではないか，と想定される。一次意識が高次の意識の制御をうけなくなってしまった状態ともいえる。

これを図示すると以下のようになる（図1，2）。つまり，一次意識としてのセイリアンス意識の「孤立化」が生じるか，もしくは，高次の意識である，遂行・制御意識，再帰

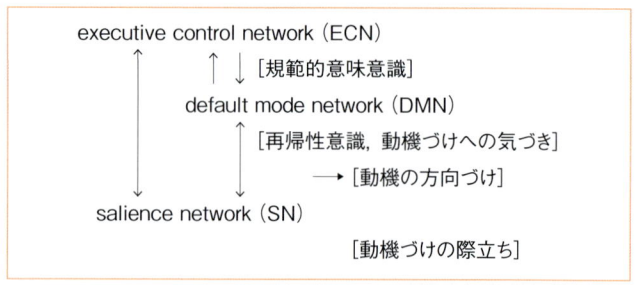

```
executive control network (ECN)
  ↑   ↑ ↓    [規範的意味意識]
         default mode network (DMN)
              ↑
              ↓    [再帰性意識，動機づけへの気づき]
                → [動機の方向づけ]
  ↓   ↓
salience network (SN)
                    [動機づけの際立ち]
```

【図1】3ネットワークの相互連関

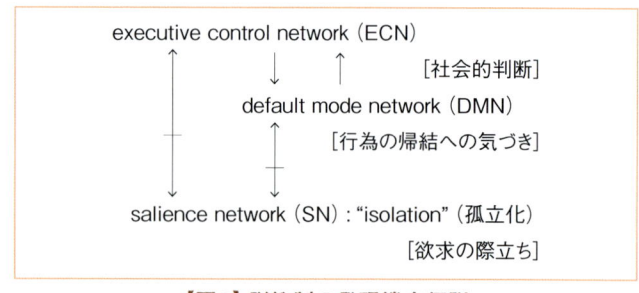

```
executive control network (ECN)
  ↑    ↓   ↑    [社会的判断]
         default mode network (DMN)
              ↑
              ↓    [行為の帰結への気づき]

salience network (SN): "isolation"（孤立化）
                    [欲求の際立ち]
```

【図2】脱抑制の発現機序仮説

性意識が稀薄化して，セイリアンス意識への影響力が乏しくなる，といった事態が想定される。

V．認知症における自己意識

　関連して論じるべきテーマはいくつもあるが，ここでは「認知症における自己意識」をとりあげておきたい。その理由は，あまり真正面から論じられることが少ないからである。

　そもそも，「意識」の神経心理学的基盤は，周知の通り，実は未だ決して十分に解明されてはいないのであるが，今世紀に入って，社会性に関する神経心理学がさかんに論じられるようになるのとほぼ並行して，「意識」の神経基盤についても語られるようになってきた。ここから先，言いたいことは，多様な認知症に通底するのは，記憶や認知の障害というより，「再帰性意識」の病態である，ということである。

　広義の「病態失認」を伴わない「認知症」というのはありえない，と考えてよい。すなわち，自身の認知症状態に気づき，それを正しく「意識化」しうる，ということは基本的に困難なこと，と考えられるのである。つまり，自身の病態を「意識化」しえないという意味での「病態失認」は，認知症における不可欠の症状である，と想定しうる。

　ここでこの点を確認する例として，記号機能の病理を考えてみる。記号機能というのは，言語に象徴される機能であり，失語症，失行症，失認症や遂行機能障害においてその解体がみられるのであるが，「記号機能の解体に伴う，主体意識の解体」こそが，認知症における神経心理学的病態の基盤であると考えられる。記号機能の解体を，とりわけドラスティックに示す症状として，認知症でみられる

「対鏡症状」ないし「鏡現象」がある。この症状に象徴されるのが,「再帰性意識」の病理である。

「鏡現象」は,多くは,Alzheimer型認知症において,そのⅡ期（Alzheimer化する時期）からⅢ期にかけて出現することのある,鏡に映った自己の鏡像を認知できなくなる症状であり,初期には,鏡の中の他者は認知できる。進行とともに,鏡の背後を探したり,鏡の中の自己鏡像に暴言を吐いたり,ガラス戸に映った自己鏡像と対話し続ける言動がみられる。DAT（Alzheimer型認知症）だけでなく,CBD（皮質基底核変性症）や,SD（意味性認知症）,PA（進行性失語）などでも鏡現象のみられることが報告されているが,頻度としては,DATがもっとも多い。自己鏡像が認知できなくなっても,鏡を化粧やひげそりの道具として使用することがある。鏡現象の進行とともに,鏡像と対話するだけではなく,ものを手渡したりして,鏡像と交流をすることも認められる。

自己鏡像の認知が可能となるためには,鏡が構成する鏡空間の特異性を理解していること,鏡像の相貌認知が,問題なく可能であること,自己の鏡像とは,自身の相貌・身体の（三次元のうちの一軸を反転した）写像であること,を少なくとも認識できていなくてはならない。

「自己の鏡像」を記号論的に表せば,意味するもの（シニフィアン）＝自己の写像,意味されるもの（シニフィエ）＝鏡像主体,記号（シーニュ）＝自己の鏡像,ということになる。すなわち,自己の鏡像（シーニュ）＝シニフィアン／シニフィエ＝自己の写像／鏡像主体,と表現される。鏡像認知のためには,自己の写像というシニフィアン,鏡像主体というシニフィエが構造化して認知されていなくてはならない。

自己の鏡像が記号論的に解体するという事態は,自己の

鏡像という記号を成立せしめている自己の写像／鏡像主体，という構造の解体が契機となって生じると想定される。鏡像主体というシニフィエは，もしも再帰性意識が稀薄化するようなことがあれば，必然的に稀薄化をきたすことになる。そうなれば，鏡像を自己と認めること自体が困難になると考えられる。こうして，再帰性意識の稀薄化を契機として，鏡像が有する「鏡像主体」というシニフィエの稀薄化が生じることになる。記号としての鏡像が有する「自己の鏡像＝自己の写像／鏡像主体」という構造的性質が失われることによって，ついには鏡現象の発現に至るのではないか，と想定される。

　鏡現象を通して確認しうる「再帰性意識」の稀薄化は，高次の意識における「記号機能」の解体に呼応し，認知症を特徴づける事態を象徴的に示している，と考えられる。記号機能の対象が「自己」に及ぶと，自己＝自己意識／再帰性意識，という構造化が生じるが，認知症ではこの構造が障害されるために，結果的に自己の解体が生じ，これが，認知症に共通する特徴になる，と想定される。

　こうして，鏡現象に象徴される「再帰性意識」の解体が，認知症における重要な症状であることに気づかれる。認知症に必須の症状は，「記憶障害」や「認知機能の障害」それ自体というよりも，臨床的にいえば，自己の様態に関する「病態失認」こそが重要であって，高次の病態失認発現の基盤となっている「再帰性意識」の稀薄化こそが，認知症に通底する不可欠の病態である，と考えられるのである。

まとめ

　注意と意欲とは，「なにものかについての意識」が「なにものかに向かう」過程であるので，これを「志向性」の概念で括ることができる。志向性は，一次意識に帰属する意

欲と，高次の意識に帰属する**注意**とに分けられる．前者はセイリアンスネットワークと，後者は遂行制御ネットワークおよびデフォルトモードネットワークに対応する．志向性の病理の主要部分は，高次の病態失認，とりわけ認知症における中核症状として認められる．

文 献

1) Albert, M.L., Feldman, R.G., Willis, A.L. : The 'subcortical dementia' of progressive supranuclear palsy. J Neurol Neurosurg Psychiatry, 37 : 121-130, 1974.
2) Edelman, G.M. : The Remembered Prsent. A Biological Theory of Consciousness. Basic Books, New York, 1989.
3) Edelman, G.M. : Wider than the sky ―the phenomenal gift of consciousness. Yale University Press, New Haven and London, 2004（冬樹純子，訳，豊嶋良一，監修：脳は空より広いか．草思社，東京，2006）．
4) Edelman, G.M. : Second Nature.―brain science and human knowledge―. Yale University Press, New Haven and London, 2006.
5) Ham, T.E., Leech, R., Kinnunen, K.M., et al. : Salience network integrity predicts default mode network function after traumatic brain injury. Proc Natl Acad Sci U S A, 109（12）: 4690-4695, 2012.
6) Manoliu, A., Riedl, V., Zherdin, A., et al. : Aberrant dependence of default mode/central executive network interactions on anterior insular salience network activity in schizophrenia. Schizophr Bull, 40 : 428-437, 2014.
7) 大東祥孝：身体図式．精神の科学 第4巻．岩波書店，東京，pp.209-236, 1983.
8) 大東祥孝：象徴機能障害と痴呆．神経心理学と精神医学．学術出版センター，東京，1996.
9) 大東祥孝：会長講演；高次機能障害における脳と主体の問題．高次脳機能研究, 23 : 1-8, 2003.
10) 大東祥孝：神経心理学からみた精神医学の進むべき方向．臨床

精神医学, 34：323-330, 2005.
11) 大東祥孝：神経心理学の新たな展開 —精神医学の「脱構築」にむけて—. 精神神経学雑誌, 108：1009-1028, 2006.
12) 大東祥孝：病態失認の捉え方. 高次脳機能研究, 29：295-303, 2009.
13) 大東祥孝：精神医学再考—神経心理学の立場から. 医学書院, 東京, 2011.
14) 大東祥孝：教育講演；「気づき」の障害. 高次脳機能研究, 33：293-301, 2013.

第Ⅱ章
注意障害・意欲障害の臨床

1. Action disorganization syndrome

2. Bálint症候群

3. 消去現象の病態と注意機構

4. 抑うつとアパシー

5. Klüver-Bucy症候群

6. 脱抑制症候群

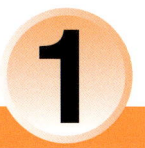

第Ⅱ章　注意障害・意欲障害の臨床

Action disorganization syndrome

神戸大学大学院保健学研究科　種村　留美

> **臨床に役立つ　ワンポイント・アドバイス**
> One-point Advice
>
> 前頭葉損傷後の不注意症状に伴って多くのステップを踏む動作を行う時に物品を取り違える，他の動作が混じる，動作の順序を誤り，反復する，などの動作の誤りが出現する。このような誤りは実際に多く出現する。動作を行う環境や手順をわかりやすくする対応が有効である。

Ⅰ. Action disorganization syndromeとは

　前頭葉損傷後に生じる行動の複数の構成要素間の置換，順序の誤り，および行為の対象物選択の誤りが生じ，この障害はAction disorganization syndrome（ADS）と呼ばれる。Humphreysら（1995, 2001）はこの障害について行為遂行に関する注意の観点から論じている[1,2]。個々の行動にはその行動が何のために，どのように，何を用いて行うのか，という概念的意識がある。その行動に関する知識は意味システム内に貯蔵されており，この障害では行動に関する概念的知識は失われてもいなければ，正常に活性化することが可能である。行動に関する概念的知識の障害では，観念失行ないし概念失行が出現する。

　ADSにおいては対象物の選択の誤りが出現する。これ

は行為の構成要素と物品表象との結合の障害の結果である。それぞれの行為ないし行為の構成要素を開始する時点で適切な物品と他の物品との間の競合が生じ，その結果対象物選択の誤りが出現する。また，系列課題では，一時に多くの表象を保持しなければならず，前頭葉損傷に基づくワーキングメモリ表象の保持に困難が生ずる。その結果として行為の構成要素とその順序に関する誤りが出現する。

Schwartz (1991) は，ADSの各種の誤りをワーキングメモリの障害の面から説明した[3]。物品の認知は可能であり，たくさんのステップの課題を遂行することに困難を示す。物品の使用が不適切なことがあり，例えばフォークでコーヒーを混ぜるような誤りが生じる。そのほか行為の構成要素が脱落する，他の行為が混入する，構成要素の順序を誤る，ひとつのステップを反復する誤りが出現する。Schwartzらの症例JKは，道具をどのように使うかを示すことができなかった。これは行為の長期的知識の障害と見なされる。歯ブラシにシェービングクリームをつけて，歯を磨こうとする，あるいはカミソリで歯を磨こうとする。これらの誤反応は，行為の構成要素の省略，付加，物品の取り違えが中心であった。

Humphreysら (1995, 2001) はADSの出現メカニズムとして競合的配列モデルを提案した[1,2]。行為の成立には3つのユニットがあり，もっとも上位にはゴール・ユニットがあり，例えば「お茶を入れる」という概念である。第2段階は行為の基礎水準の表象で，われわれが通常行為の構成要素として認識している行為の単位で，お茶を入れる行為では，①急須の蓋を取る→②茶筒から急須に茶葉を入れる→③ポットから急須に湯を入れる→④急須から湯呑みに茶を注ぐ，というように一連の行為が分かれて表象される。第3段階は物品の表象で，これは刺激の視覚的・意味的特

> **KeyWord**
> *ワーキングメモリ (working memory)
> 問題解決のために現前の環境内あるいは長期記憶内の情報を一時的に保存し，処理するシステム。前頭葉の管理の下に両側の大脳後方領域を下位システムとして成立する。

> **KeyWord**
> *競合的配列モデル
> 行為の目標からのトップダウン信号，実際の環境内の物品からのボトムアップ情報の両者から競合的に規定されつつ，特定の動作の記憶を実際に展開する，という動作の出現に関するHumphreysのモデル。

性によって活性化される物品の表象に対応している。物品の視覚的形態を分析し，その物が何であるかに関する意味表象が成立する。お茶を入れる例では，急須，茶筒，ポット，湯呑といった物品の表象である。第1段階から第2段階への活性化の流れはトップダウン信号であり，第3から第2段階への活性化の流れはボトムアップ信号であるこの3つの水準の間で，各水準でユニットは相互に競合する。すなわち，お茶を入れる行為のユニットにコーヒーを入れる行為やスープやジュースを作る行為の構成要素が競合し，水準間でもっとも活性化が高い表象が選択される。Cooper, Shallice（2000）の行為の図式[4]においてはインスタントコーヒーを入れる行為を例に取り上げているが，ゴールに対して「コーヒーに砂糖を入れる」，「コーヒーにミルクを入れる」，「コーヒーの豆をひく」の3つの下位ゴールが活性化される。その「コーヒーに砂糖を入れる」表象から，「紙パックから砂糖を入れる」，「砂糖壺から砂糖を入れる」の2つの行為が活性化される。同様に「コーヒー豆をひく」表象からは，「ジャーからコーヒーを入れる」，「ペットボトルからコーヒーを入れる」の2つの表象が喚起される。このような紙パックか砂糖壺か，あるいはジャーかペットボトルか，という環境要因も行為選択に関係する。さらに，「紙パックから砂糖を入れる」という表象からは，「持つ」，「放す」，「開ける」，「運ぶ」の動作が活性化される。また，「持つ」からは「取り上げる」，「放す」からは「置く」，「開ける」からは「裂く」，「廻して開ける」，「運ぶ」からは「注ぐ」が，それぞれ活性化され，行為が実現する。これらの個々の動作が順序よく統合される上で，上位概念，すなわちゴールの表象が参照される必要がある。このような意図的な行為に無関係な要因が混入することもある。

　ADSをもたらす，こういった行為表象の処理過程に関

> **KeyWord**
> ＊行為の図式
> 特定の動作の目標からその一部を成す動作が活性化され，さらに細部の動作，個々の単位的動作へと順次動作表象を詳細化していく流れを示したCooper, Shalliceのモデル。

> **KeyWord**
>
> *アクション・ワーキングメモリ
> (action working memory)
>
> 多くのステップを踏む動作では一時的に多くの動作表象を保存し，実際の環境条件に応じて動作表象を変更していく必要がある。Humphreysはこの動作表象を一時的に保存，処理するワーキングメモリを仮定した。

する障害をHumphreysはaction working memoryの障害と呼んだ。この障害では複雑な教示で成績が低下する。口頭で教示を復唱できても，行為には誤りが出現する。このことは行為の表象を実現するワーキングメモリと言語的ワーキングメモリとは乖離していることを示している。そして慣用的な行為が活性化され，ボトムアップ式に①現存する物品と②教示の一部，特に動詞によってその行為が妨害される。前者は環境依存的な行動になり，後者は新規な行為が必要な場合に，標準的な行為が出現することになる。

Humphreysはaction working memoryについて次のように説明している。いつもは行っていない行為では，関係する基礎水準の表象が活性化されてしまうので，推論によって適切な行為に変更する必要がある。行為の構成要素の表象には誤りが含まれている。例えば，ケーキを焼くときにホットケーキを焼くときの構成要素が混入する。多くのステップを一時的に保持する必要があるが，脳損傷者ではこのaction working memoryに障害があるために，ADSにみられるような行為の誤りが出現するといわれる。

Ⅱ. Action slip

健常者もある行為をするときに注意が散漫になり，誤って違う行為をしてしまう。これをaction slipと呼ぶ。記憶と注意両者の処理に関係が深い。action slipは，日常生活で過度に自動化された行動で起こる。例えば冷蔵庫に包丁を入れようとする，風呂の栓をしないでお湯を入れる等である。

Action slipは，1. きっかけや何のためにその行動を開始したかを見失い，別の行動をしてしまう開始の誤り，2. 終了の誤り，3. 実行の誤りの3種に分類されている（表1）[5]。

> **KeyWord**
>
> *アクション・スリップ
> (action slip)
>
> 健常者でも注意が散漫になればしばしば動作を誤る。日常生活上，過度に自動化された動作で生じやすい。

【表1】action slipの分類

1. 開始のslip	(例)
Sidetracking	ネクタイを取りにベッドルームに入ったらベッドに寝てしまった
missing an opportunity	洗濯物を取りに部屋に入ったら掃除をし、洗濯物を忘れた
Overspecified opportunity	形式が変わると今まで自動的にできたことができなくなる
Underspecified opportunity	電話のベルが鳴るのを待っていたら、玄関のベルで電話を取った
Falsely specified opportunity	電話をかけ終わり、客が来たのでドアに行き、「もしもし」と言ってしまった
2. 終了のslip	(例)
Premature termination	A氏に会いにいく途中別の人と話をしたら、A氏に何の話をしに来たか忘れる
Retarded deactivation of intention	知人と話し始めて、途中で何の話をしようとしたか止まってしまう
Continuation of a consummatory act	郵便屋に庭で会い、郵便物を渡されたのにまたポストを除いてしまう
Repetition of a consummatory act	終わった行為を繰り返す
3. 実行のslip	(例)
Triggering slips leading to skipping	行為が途中で抜ける
Triggering slips leading to repetition	行程が繰り返される
Substitution in act-object coordination	犬にクッキーを投げた後イヤリング→イヤリングを投げてクッキーを耳に
Falsely specified implementation	カップにシュガーポットのふたをはめようとする
Implementation acts getting out of sequences	行程の順序が変わる
Relapse during relearning	行程が習熟すると、次に変更すると今までのように行う

(Heckhausen, H., Beckmann, J. : Intentional action and action slips. Psychological Review, 97 : 36-48, 1990を参考に作成)

開始の誤りには，①脱線，②適切なタイミングを逸する，③行為機会の過度な特定化，④行為機会の特定化の不足，⑤行為機会の特定化が誤っている，の諸行為が含まれる。脱線の誤りの例には，ネクタイを取りに寝室に入って，ベッドに寝てしまった，のように行為の当初の目的を見失ってしまい，環境に応じた行為に入れ替わってしまう。適切なタイミングを逸する誤りの例としては，洗濯物を取りに部屋に入って掃除をしていたら，洗濯物を忘れてしまったなどである。行動の過度な特定化の例としては，道具の形が変わると今まで自動的にできていたことができなくなる。これは，過剰学習の結果，行為の可塑性が失われてしまう。行為機会特定化が不足している例では，電話のベル

が鳴るのを待っていて，玄関のベルが鳴ったら，電話を取ってしまった．行為機会の特定化の誤りの例としては，電話をかけ終わった時に客が来て，ドアの所で「もしもし」と言ってしまった，というもので，直前の行動が次の行動に影響を及ぼしていた．

第2の分類の終了の誤りの例を次に挙げる．「未成熟な終了」では，A氏に会いに行く途中で別の人と話をしたら，A氏に何の話をしに来たのかわからなくなってしまう．「意図の遅延，意図の活性化の不良」では，知人と話を始め，途中で何について話をするのかわからなくなり，会話が止まってしまう．「終了行動の継続」では，郵便配達に庭で会い，郵便物を渡されたのに郵便受けを覗いてしまう．習慣化された行為では変化に対応できない．「終了動作の繰り返し」では，すでに終了した動作を継続する．

第3の実行の過失には次のような誤りがある．「行為の過失に先んじた行為の契機の過失」では，一連の行為の途中が抜けてしまう．「反復に先んじた行為の契機の過失」では，行為の一部分が繰り返される．「対象の置換」では，犬にクッキーを与えたあとでイヤリングをはめるつもりが，イヤリングを犬に投げて，クッキーを耳に当ててしまう．「終了を誤って指定」では，カップに砂糖壺の蓋をはめようとする．「系列からはずれた終了活動」では，一連の行為の行程順序が変わる．「再学習中の後戻り」では，ある行為の行程に習熟してしまうと，変更した際に今までの順序で行ってしまう．

【高次脳機能障害者の生活上におけるaction slip】

われわれは，高次脳機能障害者25名（男性19名・女性6名，年齢43.2±13.7歳，受傷経年7.6±4.5年，原因疾患名頭部外傷16名，脳血管障害7名，低酸素脳症2名）に対

【表2】高次脳機能障害者25例の日常生活におけるaciton slipの例

1. 米を入れずに炊飯器のスイッチを入れる（1）
2. 家族が電話でご飯を炊くよう指示→水を入れずに炊飯（1）
3. 炊飯器のプラグを入れずに炊飯（1）
4. 電子レンジの違うボタンを押す（1）
5. パソコンに余計なソフトを大量にインストール（3）
6. 誤って必要なソフトまでアンインストール（3）
7. トースターのプラグを入れずにパンを焼く（1）
8. 風呂の栓を忘れてお湯をためる（1）
9. 野菜を冷凍庫に入れてしまう（3）
10. 冷蔵庫に家の鍵や携帯電話が入っている（3）
11. 冷凍食品を冷蔵庫に入れてしまう（3）
12. 一人で留守番をする際に家の鍵だけでなくチェーンをし，家族が入れない（3）
13. 家族がいるのに防犯アラームをセットして出かけてしまう（3）
14. 防犯アラームがセットされているのにそれを切らずに窓を開けてしまう（3）

し，日常生活の様子を半構成面接により自宅にて聴取した。主に家庭における電化製品や乗り物，銀行など公共機関のEveryday technologyの使用状況を，Everyday Technology Use Questionnaire (Nygard) 日本版 (ETUQ-Kobe) を使って実施した（中田，第36回日本高次脳機能障害学会，2012）。調査は主介護者同席（独居のものを除く）のもと対象者の居宅で行った。使用の困難さはその理由が明らかになるように具体的に聴取し，各ETの写真を撮ったうえで必要な場合は実際に使用してもらうようにした。聞き取り調査の内容は，すべてICレコーダーで記録した。ETUQ-Kobeの記録内容と音声記録から，action slipに関連する内容をピックアップした結果，**表2**のエピソードが見受けられた。（ ）内の数字は，**表1**の，開始のslipを1，終了のslipを2，実行のslipを3とした。

25症例の日常生活におけるエピソードでは，開始と実行時のslipがほとんどだった。slipといえども，6，12や

> **Key Word**
>
> * Everyday Technology Use Questionnaire
>
> Nygardらにより開発された。障害者や高齢者の家電などEveryday technologyの使用に関して詳細に調査する。

13の例では，家族も困るため，日常場面で自動化された動作であっても，注意機能を十分に働かせて，2重3重の確認が必要と思われる。

Ⅲ. ADSとその他の行為障害との違い

ADSは行為表象の喪失ではなく表象間の選択に関わる注意の障害であり，そのような障害が前頭前野病変に伴って出現する。ADSと鑑別を要する障害は使用行動等の前頭葉性動作障害と失行症である。前頭葉病変に伴う被影響性行動は自動性が亢進した状態であるとみられる。使用行動，模倣行動および環境依存症候群がこれに当たる。

道具の使用行動では目の前に置かれたものを右手で使用する[6]。左手は反対動作をすることなく，右手と協調的に動く。左前頭葉内側面と脳梁前部病変により出現する。道具の使用行動では自らの目的とは無関係に目前の品物を自動的に使用する。ADSでは行動目標に関する表象は失われておらず，個々の行動表象との結合に誤りが生じている点が相違している。同様に道具の強迫的使用では自己の位置とは関係なく，右手で眼前の道具を使用する。左手は抑止的な行為がみられる。この行動障害は左前頭葉内側面の損傷により出現する。自動性の亢進という点で使用行動と共通している。

これに対して失行症は行為そのものの知識が障害されており，その結果として無定型反応，body parts as object，運動性錯行為，系列動作の誤りなどが出現する。観念失行では道具使用の障害が出現し，特定の道具・物品と結びついた動作を喚起できない。誤りは，①内容の誤り，②道具と道具の意味の結びつきの誤り，③道具がもたらす機械的効用についての認識の問題が生じる。観念運動失行のよう

> **KeyWord**
> *被影響性行動の障害
> 前頭葉内側面の損傷に伴って自動性の亢進による様々な動作障害が出現する。

> **KeyWord**
> *使用行動
> 目前の物品を，自らの目的なしに，その物品を使用してしまう行動。道具の使用行動では目の前にある物品を右手で使用する。その際左手は右手と協調的に動く。左前頭葉内側面と脳梁の損傷による。

> **KeyWord**
> *模倣行動
> 対面する人物の動作を，自らの目的なしに，相手も行動を模倣する行動。

> **KeyWord**
> *道具の強迫的使用
> 右手で目の前の道具を使用する。このとき左手は抑止的な動きがみられる。左前頭葉内側面と脳梁の病変により出現する。

な行為表出における空間的・時間的な誤りではない。

　観念失行における行為の知識に関連した障害であることを明確にした概念として，概念失行（Rothiら，1991）を挙げることができる[7]。この障害では特定の道具・器具・物品と結びついた行為を喚起できず，①内容の誤り，②道具と道具の意味の結びつきの誤りが生じ，道具がもたらす機械的利益についての認識がない。実際には大脳後方部の様々な症候群，すなわち，流暢性失語，Gerstmann症候群，失読，失書なども出現することにより，ADSとは鑑別される。

> **KeyWord**
> *概念失行
> 特定の道具・物品と結びついた動作の表象を想起できず，結果として動作内容の誤り，道具の意味との結びつきの誤りが生じ，動作表出段階の時間的・空間的誤り，すなわち運動性錯行為は出現しない。

Ⅳ．ADS症例呈示

　56歳　女性　右利き　SAH　199X年動脈瘤クリッピング術施行

　画像：CTにてACA-MCA境界域に低吸収域が認められた。

　神経学的所見：右不全片麻痺，見当識障害などが認められた。

　神経心理学的所見：MMSE 13/30，三宅式記銘検査有関係，無関係ともに0-0-0，標準高次動作性検査では，保続，系列動作の障害が認められた。TMT-A 411秒，B不可，仮名ひろいテストでは正確数3，エラー7であった。

【ADL】

　食事：自立しているが口の中にどんどん詰め込む。

　整容：歯磨きした後に人が磨いているのをみるとまた磨いてしまう。人のタオルを使ってしまう。洗面所に置いてある花瓶の水を飲む。

　入浴：体を洗わずに，湯船をみると飛び込む，石鹸を使

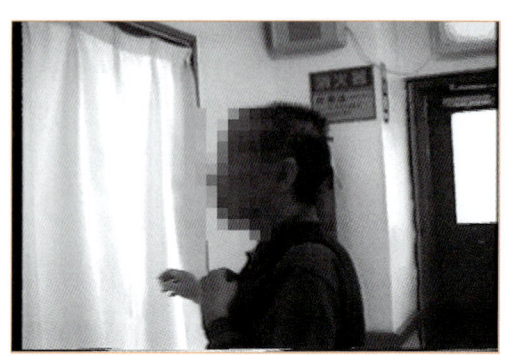

【図1】部屋に戻れず、他患の部屋に入ろうとしている

わない，拭かずに服を着る。
　移動：場所がわからず迷う，他人の部屋に入り込みベッドに寝てしまう（図1）。
　排泄：便器の水で手を洗う，手を洗わず出てくる，頻尿（毎5分）。
　問題解決：不可。
　記憶：短期記憶，長期記憶ともに障害，19歳ごろまでの記憶。

【その他のエピソード】
　19歳以降の逆向健忘を有し，再婚相手の夫には他人のように振舞い，亡くなった両親はまだ生きていると思い，実家に帰らなければならないと訴えていた。また，冷蔵庫を開けて他患の飲料や食べ物を口にする，隣のベッドに飛び乗る，トイレに行きたくなくてもトイレに入ってしまう，などがみられた。
　上記の結果より，注意障害，記憶障害，遂行機能障害，環境依存症候群，ADSが認められた。

【図2】塗りつぶしたり、線をなぞったりした

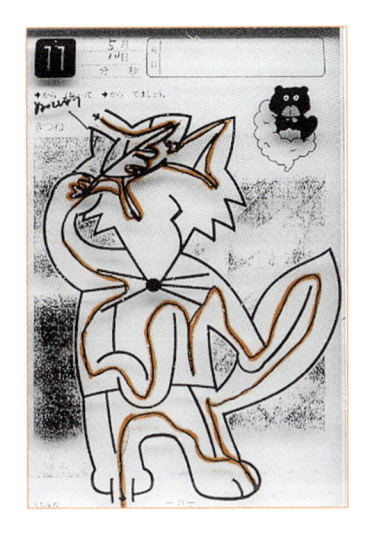

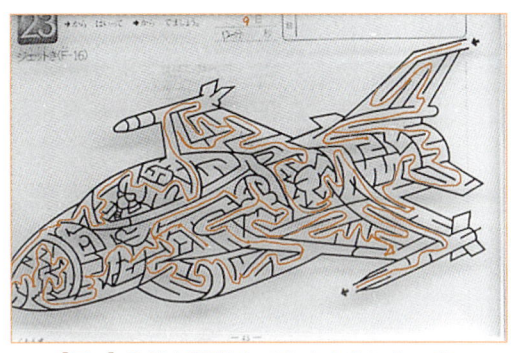

【図3】複雑な課題もできるようになった

【作業療法介入】

　本症例の生活障害に対して、作業方略を構造化した。生活面では、手順がわからない、何をやっていいかわからない、自動性の亢進、記憶障害、失見当識（特に場所）が問題となったため、

1) 方略の学習：迷う→迷路；迷ったら戻る（図2, 3）
2) リハーサル：院内のビデオを撮り、オリエンテーション
3) エピソード記憶の活性化：アルバム療法、Activityによる作業の連続性
4) 手がかり消失法：調理や農耕作業で指示を少なくしていく
5) 外的補助手段：カレンダーの確認、場所に目印、持ち物に名前、トイレ表（1時間ごと）

について作業療法を行った。
　また、セラピストの対応としては、本患が示す行動について受容し、拒否をせず穏やかな制限を行った。

方略の学習では，道に迷っても，前に前に歩くのみで，迷ったらどうするかという方略が見出すことが難しかったので，「迷ったら戻る」ことを学習した．そのために公文の迷路課題を用いた．最初は，迷路の絵を塗りつぶしたり，鉛筆を突き刺したりなどのADSがみられていたが，次第に図3のように，迷ったら戻るようになった．

　リハーサルでは，迷うことを防ぐために，本患がよく利用する場所をビデオに撮り，オリエンテーションを行ったが，すぐに忘れてしまうため，これはあまり有効でなかった．

　エピソード記憶の活性化では，19歳以前のアルバムを再度辿り，19歳以降からエピソードを確認していった．アルバムを見ると，「そうだった，自分は結婚していたんだった」と認識が促されたが，両親が亡くなったことについては認めることができなかった．

　手がかり消失法において，調理では，味噌汁やサラダ，肉じゃがなど，本患が病前よく調理していた料理について，最初はセラピストがひとつずつ手順を示して一緒に行い，徐々に指示を少なくしていった．手順を示しても最初のころは，環境依存やADSがみられた．例えば，「味噌をすくってください」の指示に，味噌をすくった（適量をすくえていた）後，シンクにあったボールに味噌を入れたり，鍋の湯が沸騰する前にホウレンソウを入れるなどがみられた．このような別の動作が出現した際は，制止したのち正しい動作を口頭で述べ誘導した．農耕作業では，初めのころは青いトマトや小さいきゅうりを収穫していたが，動作開始前に指示を与えてから，開始したところ，「赤いのを獲るのよね」と確認しながら行うようになった．

　外的補助手段において，場所の見当識障害については，例えば，トイレと自室に目印に花をつけた．カレンダーに

【表3】トイレ表

Time/day	10/5	10/6	10/7	10/8	10/9	10/10	10/11	10/12	10/13
AM6	1	1	1	1	2	1	1	1	
7		1		1	2		1	1	
8	1	1		1	1	1	1	1	1
9		1				1		1	1
10				1	1	1	1		1
11		1	1		3	1		2	1
12	1	1	1	1	2	1	1	2	2
13	2	1	2	2	1	2	2		1
14				1	1				
15				1					1
16		1		2		1	1	1	2
17	2	1	1	2	1	2	3	2	
18	2	3		2	2	2	2	1	2
19	2	2		2	2	1	2	1	2
20	2	1	2		1				1
21				1					

毎日印をつけ，日付を確認した．トイレに5分おきくらいに行きたがっていたが，作業に集中すると1時間程度は我慢することができたため，トイレ表を1時間ごとに記載するようにした．表をつけることで，トイレに行くことを自ら制止できるようになり，約30分～1時間の間隔となった（**表3**）．また，環境依存のために，他人のものを手に取ってしまうため，持ち物に名前を書き，名前を確認するよう指示したところ，名前を見てから手に取るようになった．

【介入後の神経心理検査】

　介入前後の神経心理検査結果を**表4**に，介入後の行動変化を**表5**に示す．

　当初は神経心理検査のバッテリーがなかったので，十分

【表4】介入前後の神経心理検査

検査	入院時	退院時
MMSE	13	17
三宅式記銘検査（有関係）	0-0-0	2-0-1
三宅式記銘検査（無関係）	0-0-0	0-0-0
阪大式記憶検査	17/100	16/100
TMT-A	411秒	387秒
TMT-B	不可	770秒
仮名ひろい検査（正答数，エラー数）	3, 7	5, 0

【表5】介入後の行動変化

方略の学習	迷路	○
	トイレに1時間おきに行く	△（30分おきになることも）
リハーサル	場所のビデオ	×
エピソード	アルバム	○
手がかり消失法	料理	◎
	農耕	◎
外的補助手段	カレンダーの○つけ	○
	目印による場所の同定	◎
	トイレ表への記入	○
	持ち物に名前	○

　には評価が行えていないが，検査上では，注意や記憶の障害は変化がなかった。

　検査上での変化はみられなかったが日常生活での変化は著しく，外的補助手段も有用に使用できるようになった。また，手がかり消失法では，徐々に指示を少なくしていき，最終的には料理や農耕などは，指示なしでも行えるようになった（表5）。

　日常生活で著しくADSを呈した症例に，外的補助手段や手がかり消失法を用いた結果，検査上では変化はなかったが，日常生活の改善が認められた。

文　献

1) Humphreys, G., Forde, E.M.E. : Disorder action schema and action disorganization syndrome. Cognitive Neuropsychology, 15 : 771-811, 1995.
2) Humphreys, G., Forde, E.M.E., Riddoch, M.J. : The planning and execution of everyday actions. In : The Handbook of Cognitive Neuropsychology (ed Rapp, B.). Psychology Press, Philadelphia, pp.565-589, 2001.
3) Schwartz, M.F., Reed, E.S., Montgomery, M.W., et al. : The quantitative description of action disorganization after brain damage : A case study. Cognitive Neuropsychology, 8 : 381-414, 1991.
4) Cooper, R., Shallice, T. : Contention Scheduling and the control of routine activities. Cognitive Neuropsychology, 17 : 297-338, 2000.
5) Heckhausen, H., Beckmann, J. : Intentional action and action slips. Psychological Reviews, 97 : 36-48, 1990.
6) 平山惠造：前頭葉病変と行為障害. 神経心理学, 9 : 2-12, 1993.
7) Rothi, L.J., Ochipa, C., Heilman, K.M. : A cognitive neuro-psychological model of limb praxis. Cognitive Neuropsychology, 8 : 443-458, 1991.

第Ⅱ章 注意障害・意欲障害の臨床

Bálint症候群

山形大学大学院医学系研究科高次脳機能障害学　鈴木　匡子

> **臨床に役立つ　ワンポイント・アドバイス**
> One-point Advice
>
> Bálint症候群は，1）複数のものを見て，同時に処理できず（視覚性注意障害），2）目を動かして探索できず（精神性注視麻痺），3）見ているものにうまく到達できない（視覚失調）という三徴候が特徴である。全部が揃っている症例は少ないが，両側の頭頂後頭葉の広汎な病巣ではいずれかがみられることが多い。両側病変の主な原因は多発性脳梗塞，変性性認知症などのため，他の症状も合併していることがしばしばある。診察としては，鉛筆などの刺激を見せて，①何であるかわかるか，②動かした際に追視できるか，③指で触れるか，④はじめの刺激を見ている時に2つ目の刺激が出現したら気づくか，を確認する。
> Bálint症候群ではひとつの物の認知には問題がないが，②〜④は障害される。日常生活では，目の前にあるものが探せない，ものが急に消えたり現れたりする等の症状がみられる。

はじめに

1909年にブダペストの内科医Rezsö (Rudolph) Bálintは，視覚性注意障害（räumliche Störung der Aufmerksamkeit），視覚失調（optische Ataxie），精神性注視麻痺（Seelenlähmung des "Schauens"）の三徴を呈する症例を発表した[1,2]。1954年にHécaenとAjuriaguerraはこの論文を引用して，精神性注視麻痺を主徴とする4名をBálint症候群と命名した[3]。

一方，Bálintとほぼ同時期に，日本人の眼科医である井

上達二（Inouye, 1909）が視覚性注意障害について詳細な報告をしており，近年再評価されている。日露戦争で頭部外傷を負った兵士において新たに開発した視野計により詳細な視野を測り，下四分盲を呈する患者が視覚性注意の障害を呈することを見いだした[4]。その後，Bálint症候群に類似の症候がHolmes（1918）[5]，Luria（1959, 1963）[6,7]などにより報告され，現在のBálint症候群の概要が固まってきた。しかし，これらの三徴は単独でも出現し，不完全型も多いことや，基盤となる障害も多様であることから，症候群としてのまとまりには欠けるとも考えられている[8]。また，歴史的にいくつかの異なる用語が用いられてきたこともあり，現在もなお多少の混乱がみられる。

本稿ではまずBálintの症例を紹介した上で，現時点でのBálint症候群とその関連症状について記載する。用語は現在わが国で使われている代表的なものを用いることとするが，他の表現が使われている著作も散見されるので，注意が必要である。

Ⅰ. Bálintの症例

1894年，それまで健康だった技師がめまい発作を何度か繰り返した後，仕事に戻ると手がうまく使えないのに気づいた。力は入るが字や絵をかくことができなかった。見え方にも変化があり，字が読みにくくなった。その後も症状の改善なく，1903年に患者はBálintのもとを訪れ，1906年に亡くなって剖検に至るまで，詳細な観察が続けられた。

神経学的には眼球運動に問題なく，筋力や位置覚，立体覚は保たれていた。患者は病前からピアノを弾いており，暗譜していた曲を弾くことは可能だったが，発症後に楽譜が

読めなくなった．発話にほとんど問題はなかったが，時に"my dear"，"my father"という言葉を他の単語の代わりに使うことがあった．全般性認知はやや低下しているようにみえたが，簡単な検査では異常なく，認知症ではなかった．

矯正視力は右5／5，左5／10で視野に異常なく，眼科的にも問題はなかった．視覚性失認，色覚障害はみられなかった．近づいてくる電車がどの程度離れているのかわからず，室内で歩く際にも時々ものにぶつかることがあった．

❶ 視覚性注意障害および精神性注視麻痺に関する記述

視力検査では，一番上の一文字を読んだ後，2番目，3番目の列の最後の文字のみを読み，それ以外に文字があるのに気づかなかった．視力表以外でも，指摘されないと左側にある刺激には気づかなかった．例えばBálintが患者の左側に腰掛けても，まったく気づかなかった．しかし，左側に注意を向けるように指示しておくと，左側から現れたものにも気づくことができた．横一行に並べた多数の文字を見せると，正中から右に視角で35度近辺の一文字のみを読み，他に文字はないと答えた．もっと探すように促すと，その文字の右側にある文字をすべて答え，さらに促すとその左側の文字も答えることができた．同様に，ひとつのものを固視するように命じ，その後もうひとつのものを出しても気づかなかったが，探すように促すと，まず右側にあるものに気づいた．

以上より，注意野／精神的視野が狭小化し，一度にひとつのものにしか気づかないと考えられた．しかし，言語的に促されれば他のものにも気づくことができた．この精神的視野の広がりは固定したサイズではなく，対象の大きさに応じて変化した．例えば，人物は全体を捉えることができ，背の高さや服の色を答えられるが，針に注目している

と5センチ離れたろうそくの火には気づかなかった。また，2つの刺激が重なっていても，右側にあるものにしか気づかなかった。十字の交点を自分で指し示したり，十字の一方の線に沿って検者が指を動かし，その指が交点にきたら反応することはできなかった。指か交点かどちらか一方しか見えないと答えた。

　読みに関しては，少し文字間の広い単語では右端の文字のみを読んだ。全体を読むよう促すと右から順に左へ文字をたどり全体を読むが，長い単語の場合や疲労時には文字を飛ばしたり逆順にしたりする誤りがみられた。眼前で単語を書いてみせると一文字ずつ確実に読めるので単語の読みに誤りはなかった。一方，本を渡されると，疲れるまでは促しなしに文章を読むことができた。

　Brunsは口頭で促さないと片側の手足を動かさない症状を「精神性麻痺（psychic paralysis）」と名付けた[注1]。一側の手足を随意的にはまったく動かさず，一見片麻痺のように見えるが，命ぜられると普通に動かせる状態である。この症状との類似性から，何かを固視すると随意的には目を動かして他を見ようとしないが，命ぜられれば動かすことができる症状をBálintは「精神性注視麻痺（psychic paralysis of gaze）」と名付けた。

※注1：現在の運動無視に相当する。出典不明。

❷ 視覚性失調に関する記述

　右手でものをつかもうとするとずれてしまい，たまたまそのものに当たらないとつかめなかった。煙草に火をつけようとして先端ではなく中程を炙ったり，右手に持ったナイフで皿にのった肉を切ろうとして皿の外を突いたりした。

　口頭で指示されて右手で自分の身体部位を触ることや，閉眼して右手で左手の手指肢位を真似ることには問題なかったが，右手で検者の手指肢位を模倣することはできなか

った。

描画では2点を結ぶことができず，三角を描く時も最後を閉じることができなかった。書字では一文字や短い単語は正確に書けたが，長くなると文字を抜かしたり，文字の順序を誤ったりした。書き終わってから指摘されると誤りに気づくが，書いている間は書いている文字に集中しているため，その前に書いた文字が見えないと言った※注2。

以上のような症状は左手では認められなかった※注3。したがって，この症状は視覚性処理そのものの障害によるものではなく，視覚情報と右手の動きを協調させることの障害によると考えられた。脊髄癆において，深部知覚障害により運動の制御ができない状態を脊髄癆性失調（tabetic ataxia）と呼ぶ。この症状との対比から，視覚情報による右手の運動制御障害は視覚性失調（optic ataxia）と名付けられた。

※**注2**：このような症状には視覚性注意障害も関連していると考えられる。

※**注3**：左手は時にわずかに障害されていたという記載もある。

❸ 剖検による病巣の記述

皮質では頭頂葉を中心に左右対称性の病巣があり，下頭頂小葉，上頭頂小葉の一部，外側後頭葉，中側頭回を含んでいた。左側では中心前・後回上部にも病巣がみられた。皮質下では，両側半卵円中心から，背側では前頭葉まで病巣が広がっており，左側がより深くまで及んでいた。左側では視床や内包，側頭後頭葉を結ぶ白質にも病巣が認められた。脳梁背側，視床枕，視床腹側にも両側性病巣がみられた。

❹ 本例のまとめ

以上のBálintによる記載をまとめると，1）サイズに関係なく一度にひとつの対象しか視覚的に認知できない視覚性注意障害（視覚性注意は右方向へ偏り，左側の見落とし

が多い），2) ひとつの対象を見ると，他者から促されるまではそれ以外を見ようとしない精神性注視麻痺，3) 右手で対象に到達できない視覚性失調，が挙げられている。しかし，これらの症状は必ずしも明確に分離して記載されているわけではなく，相互に関連した記述となっている。視覚性注意が右方向へ偏っている点，視覚性失調が右手のみに出現している点は，後述する現在のBálint症候群の定義とは異なっている。視覚性注意の右への偏りについては左半側空間無視が合併していると解釈することも可能である。視覚性失調に関して，対象を注視した場合と対象が周辺視野にある場合は明確に分けて検討されておらず，どちらを指すかははっきりしない。

　また，病巣に関しても両側病変で頭頂葉が中心ではあるものの，皮質下も含めると左優位にかなり広汎な病巣であることがわかる。

II．現在のBálint症候群

❶ 視覚性注意障害（spatial disorder of attention, dorsal simultanagnosia）

　ひとつのものを注視すると，同じ視野内に他のものがあっても気づかない状態をさす。例えば，スプーンを注視している時に，横から火のついたろうそくを近づけて注視下に入るようにしても，ろうそくには気づかない。

　視覚性注意障害はFarah（1990）の提唱した背側型同時失認とほぼ同義と考えられる[9]。背側型同時失認は，比較的単純な複数のものを同時に知覚できない，もしくは複雑な対象の各部分を同時に知覚できない状態である[6,7,10]。視覚対象が急に消えたり現れたりする断片視や，なかなか物を探せない探索困難を訴えることがある。

何をひとつのものと捉えるかというのは状況により変化する．例えば，重なった丸や横に並んだ2つの丸はひとつずつしか知覚できないが，2つの丸を短い横線で結んで眼鏡のようにすると，2つの丸が同時に知覚されて「眼鏡」と答えたりする．視覚性注意の障害があると，その広がりは状況によって変化し，疲労などの影響も受けやすい．

視覚性注意障害に関連する病巣としては，両側頭頂後頭葉，なかでも頭頂後頭接合部の役割が重視されている．ただし，視覚性注意障害を呈する症例はほとんどが皮質下にも広汎な病巣をもっており，視覚性注意に関わる両側性で広汎なネットワークの障害が症状発現に関与している可能性がある．

❷ 視覚失調（optic ataxia）

対象を注視している状態で，どちらの手を使っても対象にうまく到達できず，ずれてしまう症状である．周辺視野でも同様のずれがみられる．対象への到達には，視覚性注意，視覚情報の受容，対象の位置の同定，視覚情報と手の位置の座標軸統合，視覚情報を元にした手の運動のプランニング，手の運動とそのフィードバックなど多くの過程が含まれる．したがって，病巣の広がりに応じて，単一もしくは複数の過程に機能障害が生じ，視覚失調を引き起こすと考えられる．

関連する病巣も多岐に渡るが，両側の頭頂葉後部を中心に皮質下を含めて広汎な損傷があると，明らかな視覚失調が出現する．

❸ 精神性注視麻痺（psychic paralysis of gaze, ocular apraxia, gaze apraxia, spasm of fixation）

視線が一点に固着し，随意的に他のものへ視線を向ける

ことができない症状である。この症状はBálint症候群の中でも詳細に記載されることが少なく、はっきりとは認められない症例もある。Bálintの症例では、自発的に眼球を動かして対象を探索することはないものの、検者に声がけされると固視点以外も探索可能であった[1]。Holmesの症例では指の動きをスムーズに追視することができず、開始点を固視したままだったり、到達点に衝動性眼球運動で急に視線が跳んだりした[5]。一方、音のするほうを見る場合は、視線の移動はスムーズで正確だった。

この症状は単独で出現した報告がなく、視覚性失調に合併するため[11]、責任病巣を詳細には特定できないが、両側の頭頂葉病巣が関連する。

III. 関連する症状

1 同時失認（simultanagnosia）

同時失認は、視覚的に複数のものを同時に認知できない状態と定義され、定義上は視覚性注意障害と一見区別できないようにみえる。しかし、対象の違いや何を「ひとつのもの」と見なすかという観点の違いにより、いくつかの異なる意味で用いられ、現在では少なくとも以下の3種類に分けられる（表1）。

複雑な情況図などを全体として捉えられない症状をWolpert（1924）が同時失認と呼び[12]、現在ではWolpert型同時失認と呼ばれる。また、1990年にFarahは単純な対象に対する同時失認を主となる病巣部位により背側型と腹側型の2型に分けた[9]。これは視覚の背側路（後頭頭頂葉経路）と腹側路（後頭側頭葉経路）に対応させた分類で、その後よく用いられるようになった。

【表1】同時失認の種類

障害レベル	同時失認	症状	病巣
複雑な対象の全体的認知	Wolpert型	全体的な意味の把握の障害	両側後頭葉広汎な白質
複数の単純な対象単一対象の各部分の同時認知	背側型	視覚性注意障害断片視	両側頭頂後頭葉
複数の単純な対象の処理遅延	腹側型	逐次読み	左後頭側頭葉

1）Wolpert型同時失認

　1924年にWolpertは，視覚対象の細部の認知が良好であるにもかかわらず，全体を同時に把握することができない状態を同時失認と名付けた[12]。この場合の視覚対象は情況画などの複雑なもので，描かれている個々の物体や人物は同定できるが，全体としての意味の把握が困難な状態であった。すなわち，絵に描かれている要素の相互関係を捉え，全体としてどんな状況かを理解する視覚認知の最終段階の障害である。複数のものを同時に知覚できないというレベルの障害とは異なると考えられる。

　Wolpert型同時失認が単独で出現することは少なく，最初のWolpertの症例を含め，後述の腹側型同時失認を伴うことが多い。Wolpert型同時失認のみと考えられる症例としては，井村ら（1960），大東ら（1975），Gomoriら（1984）の報告が挙げられる[13〜15]。病巣の明らかでない井村を除くと両側後頭葉を含む病巣が認められた。最近のMRIによる詳細な検討では，Wolpert型同時失認に腹側型同時失認を伴った7例で，白質である上縦束，下縦束，下前頭後頭束の両側性病巣が同時失認発現にもっとも関連することが示唆された[16]。皮質としては両側の後頭頭頂葉内側面，後頭葉外側，上・中前頭回，右頭頂間溝が関与し，視覚領野と前頭頭頂葉を含む注意のネットワークが両側性に損傷

され，機能的離断により同時失認が生じると考えられた．

2）背側型同時失認
前述のBálint症候群における視覚性注意障害に相当する．

3）腹側型同時失認
複数の対象の知覚処理速度が低下している状態で，それぞれを逐次的にしか処理できない．逐次読みを特徴とする失読がよくみられる．KinsbourneとWarrington（1962）はWolpert型同時失認を呈した4例を対象に，文字の読みと図形認知について検討し，刺激呈示時間を短くすると複数の刺激を認知できないことを見いだした[17]．ひとつの刺激の認知は短時間呈示でも可能で，刺激の大きさは結果に影響しなかった．また，2つの刺激を続けて出した場合は，2つの刺激の呈示時間＋刺激間間隔の合計が短いほど，2つ目の刺激を認知できないことが増えた．最初の刺激の処理速度が低下した結果，不応期が延びて2つ目の刺激を認知できなくなるという機序が想定されている．

腹側型同時失認に関連する病巣部位としては，左後頭側頭葉が報告されている．

❷ 統合型視覚性失認

視覚性失認は，対象の形態からそれが何であるかを同定できない症状で，聴覚や触覚を使えば同じ対象を同定できる．視覚性失認のうち，単一物品を見て全体を一度に把握できず，部分毎に受容していくタイプを統合型視覚性失認と呼ぶ[18]．全体を同時に認知できず，逐次的に処理していく傾向が同時失認に類似しているものの，統合型視覚性失認では最終的にそれが何であるか同定できないことで区別される．診察上は，絵の模写は断片的，逐次的であり，最

KeyWord
＊視覚性失認
(visual agnosia)
視覚性失認には知覚型，統合型，連合型があり，障害されるレベルが異なる．

終的に模写が完了した後も何を描いたのかがわからない。両側後頭葉病巣が関与する。

③ 到達運動の障害

　視覚対象に手を伸ばす到達運動は視覚や運動の異常で障害されるが，それらに帰することのできない高次の障害が2種類ある．すなわち，注視した対象および周辺視野の対象に到達できない視覚失調（optic ataxia, optische Ataxie）と周辺視野にある対象のみに到達できない視運動性失調（visuomotor ataxia, ataxie optique）である．欧米では両者を区別していない文献も多く[5, 11]，本邦でも視覚失調，視運動性失調の用語の使い方は統一されていない．本稿では対象を注視してもずれる場合を視覚失調，周辺視野の対象でずれる場合を視運動性失調として区別する．

　また，鑑別すべき症状として，病巣対側の手のみに出現し，中心視野，周辺視野にかかわらず対象に到達できない症状が知られている．

1）視覚失調（optic ataxia, optische Ataxie）
　前述のBálint症候群における症状である．

2）視運動性失調（visuomotor ataxia, ataxie optique）
　周辺視野にある対象に到達できない症状である[19]．使用する手および視野の影響を受け，その組合せでいくつかのパターンがあるが，病巣対側の手で病巣対側視野にある対象に到達しようとする場合にもっともずれが大きい．左右の病巣で差があり，右病巣では左視野両手に，左病巣では右視野右手に生じることが多い[20]．視運動性失調は日常生活ではほとんど障害がないが，テレビを見ながら手元の茶碗を取ろうとするような状況で気づかれることがある．

関連する病巣としては頭頂葉, 特に内側頭頂間溝が知られている。このような病巣部位の患者で周辺視野に出した刺激をつかませる診察をすれば, 臨床的にも比較的よくみられる症候である。

特殊なものとしては, 脳梁体部に病巣がある場合に, 右視野左手, 左視野右手と交差する条件の時だけ視運動性失調がみられる[21]。

3) その他の到達運動障害

病巣対側の手でのみ到達運動が障害される症状が知られている。日常生活でも片方の手でだけものがうまくつかめず, ぶつかったりする。Ferro (1984) の症例では, 左上頭頂小葉病変で中心視野, 周辺視野とも右手でのみ一過性の到達運動障害を認めた[22]。

❹ 半側空間無視と消去現象

Bálintの症例でも明らかなように, Bálint症候群に半側空間無視が合併する例はめずらしくない。さらに, Bálint症候群のない半側空間無視においても, Bálint症候群に類似した特徴がみられる。まず, 半側空間無視の患者では, 精神性注視麻痺に似た目の動きによる視覚性探索の障害がみられる[8]。さらに, 一側頭頂葉病巣の患者では到達運動に障害があり, 運動開始の遅れやずれがみられる[23]。

また, 同時失認に似た現象として消去現象がある。両側同時に刺激を出すと無視側の刺激を見落とす。また, 非無視側に同時に2つ刺激を出しても一方にしか気づかないこともある。しかし, 消去現象は視覚性だけでなく, 触覚性や聴覚性にも出現する点が視覚性注意障害とは異なる。

実験的には, 半側空間無視では「注意の瞬き (attentional blink)」の時間が変化することが知られている。注意の瞬

> **KeyWord**
> ＊消去現象
> (extinction phenomena)
> ひとつずつの刺激には気づくが, 2つ同時に呈示すると片方しか気づかない症状。

きは注意の一時的欠如を示す状態で，2つの刺激が連続して呈示される時，刺激間の時間が短いと2つ目の刺激が処理できない現象を指す．Bálint症候群でも半側空間無視でも注意の瞬きの時間は延長する[24]．

半側空間無視に関連する病巣は一側頭頂側頭葉が中心であり，Bálint症候群に関連する病巣は両側頭頂後頭葉が中心であることから，両者は区別されると考えられてきた．しかし，最近の研究では上縦束，下縦束，下前頭後頭側の病巣が，一側性だと対側の半側空間無視に，両側性だと同時失認に関連することが報告されている[16]．両者とも前頭頭頂葉を中心とする注意のネットワークの機能低下により生じ，共通するメカニズムも含まれると考えられる．

おわりに

Bálint症候群は発表から100年以上が経ち，比較的まれな症候ではあるが，頭頂葉機能を考える上で重要な知見を与えてきた．頭頂葉は注意のネットワークの要および視覚情報と眼球・身体の運動を統合する視覚背側路として働いている．Bálint症候群の個々の症状の発症メカニズムを明らかにしていくことが，ヒトにおけるこれらの神経機構のさらなる解明につながると考えられる．

文　献

1) Bálint, R. : Seelenlähmung des "Schauens", optische Ataxie, räumliche Störung der Aufmerksamkeit. Monatsschrift für Psychiatrie und Neurologie, 25 : 51-81, 1909 [Psychic paralysis of gaze, optic ataxia, and spatial disorder of attention. Cognitive Neuropsychology, 12 : 265-281, 1995 (translated by Harvey, M.)].
2) Husain, M., Stein, J. : Rezsö Bálint and his most celebrated case. Arc Neurol, 45 : 89-93, 1988.

3) Hécaen, H., de Ajuriaguerra, J. : Bálint's syndrome (psychic paralysis of visual fixation) and its minor forms. Brain, 77 : 373-400, 1954.
4) Inouye, T. : Die Sehstörungen bei Schussverletzungen der korticalen Sehsphäre. Leipzig, Germany, Engelmann, 1909 [Visual disturbances following gunshot wounds of the cortical visual area. Based on observations of the wounded in the recent Japanese wars : 1900, 1904-05. Brain, 123 (suppl) : 1-101, 2000 (translated by Glickstein, M., Fahle, M.)].
5) Holmes, G. : Disturbances of visual orientation. Bri J Ophthalmol, 2 : 449-468, 506-516, 1918.
6) Luria, A.R. : Disorders of "simultaneous perception" in a case of bilateral occipitoparietal brain injury. Brain, 82 : 437-449, 1959.
7) Luria, A.R., Pravdina-Vinarskaya, E.N., Yarbuss, A.L. : Disorders of ocular movement in a case of simultanagnosia. Brain, 86 : 219-228, 1963.
8) Rizzo, M., Vecera, S.P. : Psychoanatomical substrates of Bálint's syndrome. J Neurol Neurosurg Psychiatry, 72 : 162-178, 2002.
9) Farah, M.J. : Visual agnosia. MIT press, Cambridge, Massachusetts, London, 1990.
10) Damasio, A.R. : Disorders of complex visual processing, agnosia, achromatposia, Bálint's syndrome and related difficulties of orientation and construction. In : Principles of behabioral neurology (ed Mesulam, M.M.). FA Davis, Philadelphia, pp.259-282, 1985.
11) Battagilia-Mayer, A., Caminiti, R. : Optic ataxia as a result of the breakdown of the global tuning fields of parietal neurons. Brain, 125 : 225-237, 2002.
12) Wolpert, I. : Die Simultanagnosie. Zeitschrift für die gesamte. Neurologie und Psychiatry, 93 : 397-415, 1924 (大東祥孝, 訳 : 同時失認―全体把握の障害―. 神経心理学の源流　失行・失認編. 創造出版, 東京, 2002).
13) 井村恒郎, 野上芳美, 千秋哲郎, ほか : 視覚失認の象徴型. 精神医学, 2 : 797-806, 1960.
14) 大東祥孝, 石島　裕 : 同時失認, 相貌失認などの特異な認知障害を示した急性壊死性脳炎の臨床例. 脳と神経, 27 : 1203-1211, 1975.
15) Gomori, A.J., Hawryluk, G.A. : Visual agnosia without alexia. Neurology, 34 : 947-950, 1984.

16) Chechlacz, M., Rotshtein, P., Hansen, P.C., et al. : The neural underpinnings of simultanagnosia : disconnecting the visuospatial attention network. J Cog Neurosci, 24 : 718-735, 2012.
17) Kinsbourne, M., Warrington, E.K., : A disorder of simultaneous form perception. Brain, 85 : 461-486, 1962.
18) Riddoch, M.J., Humphreys, G.W. : A case of integrative visual agnosia. Brain, 110 : 1431-1462, 1987.
19) Rondot, P., De Reconde, J., Ribadeau Dumas, J.L. : Visuomotor ataxia. Brain, 100 : 355-376, 1977.
20) 平山惠造：視覚性運動失調（Ataxie optique）の臨床と病態．失語症研究, 2 : 196-205, 1982.
21) Ferro, J.M., Bravo-Marques, J.M., Castro-Caldas, A., et al. : Crossed optic ataxia : possible role of the dorsal splenium. J Neurol Neurosurg Psychiatry, 46 : 533-539, 1983.
22) Ferro, J.M. : Transient inaccuracy in reaching caused by a posterior parietal lobe lesion. J Neurol Neurosurg Psychiatry, 47 : 1016-1019, 1984.
23) Fisk, J.D., Goodale, M.A. : The effects of unilateral brain damage on visually guided reaching : hemispheric differences in the nature of the defect. Exp Brain Res, 72 : 425-435, 1988.
24) Husain, M., Shapiro, K., Martin, J., et al. : Abnormal temporal dynamics of visual attention in spatial neglect patients. Nature, 385 : 154-156, 1997.

第Ⅱ章 注意障害・意欲障害の臨床

消去現象の病態と注意機構

大阪府立大学総合リハビリテーション学類　西川　隆

> **臨床に役立つ ワンポイント・アドバイス**
> One-point Advice
>
> 　消去現象は要素的な感覚不全から高次の注意障害にいたるまで水準の異なる多様な病態により出現する。単感覚様式の消去現象は各感覚の上行性投射路に病変を有することが多く，複数の感覚様式にまたがる消去現象は頭頂葉皮質を中心とする病変を有し空間無視を合併することが多い。
> 　頭頂葉病変による消去現象は，予期・左右刺激の時間差・刺激の性質・課題内容・反応手段など多くの要因により出現率が変化する。とりわけ課題や反応が言語に依存する程度によって大きく影響される。また，消去された刺激はその存在に気づかれなくとも異同判断が可能であり，左右の刺激の共線性やグループ化の効果によって消去現象が改善するなど，消去側にも潜在的な知覚が成立していることを示す多くの知見がある。これらより，頭頂葉性の消去現象ではボトムアップの知覚過程がトップダウンのアウェアネスの過程に接続できないという病態が示唆され，その神経基盤として左右半球間の離断や同側半球内の白質連絡路の離断を重視する仮説が提出されている。

はじめに

　消去現象はいわば日常的な神経症候である。しかし，この現象のもっとも重要な特質は，外界の刺激に対するアウェアネス（awareness）がダイナミックに変化することであり，われわれが対象を知覚する際に働く注意と意識のメカニズムを探求する手がかりを与えてくれる。本稿ではこの症候に関する病態理論の展開を軸として，過去の知見を振り返る。

I. 消去現象の概念

この現象に関する研究の歴史は古く，Loeb（1885）とOppenheim（1885）が触覚に関する現象を最初に記述し，視覚についてはAnton（1899）とPoppelreuter（1917），聴覚についてはBender（1952）らの報告にさかのぼる[1]。しかし，その概念と用語については多くの変遷がみられる。

'Extinction'という用語はBender（1945）[2]が頭頂葉病変例の視覚性消去に対して初めて用いたが，Critchley（1949）[3]は頭頂葉病変例の触覚性消去に対して'inattention'と称した。これらの報告によって頭頂葉の機能に関心が集まり，Denny-Brownら（1952）[4]は知覚抗争'perceptual rivalry'というより広い概念のもとにこの現象を位置づけた。

しかしBenderの定義では，刺激が左右対称に与えられるとは限らず，同側の身体異部位への刺激に対して健常者にもみられる顔面あるいは体軸の優位性や，上下視野における知覚の競合までも含まれている。

また消去現象は当初，要素的な刺激の存在を感知できるか否かを問うものであったが，今日では，触覚刺激の材質や，両耳聴検査（dichotic listening test）による語音，瞬間露出器（tachistoscope）による文字や絵画など，複雑な内容の刺激に対して，両側に刺激のあることは感知できても，一方の内容が同定できないことも同じく消去現象と称されている。（消去現象の概念の変遷と歴史的な病態理論については田辺[5]の総説に詳しい。）

II. 症候学的位置づけ

消去現象は通常，無視症候群のなかに位置づけられる。

> **KeyWord**
> **＊消去現象（extinction）[感覚消去（sensory extinction）]**
> 神経心理学的症候として今日共有されている概念は，「感覚刺激が左右一側のみに与えられた場合はいずれの側の刺激も知覚できるが，刺激が両側同時に与えられた場合には一側の刺激しか知覚できない」というものである。行動科学・学習理論の分野では，条件づけられた反応を解除することを同じくextinctionと称しているので，これと区別するためにsensory extinctionという場合がある。

> **KeyWord**
> **＊知覚抗争（perceptual rivalry）[4]**
> しばしば消去現象の同義語とされるが，本来の概念は，頭頂葉損傷例において障害側と健常側の知覚がそれぞれ他方の影響により種々に変容するというもの。消去現象のほか，不明瞭化（obscuration）や，移動（displacement）が含まれる。移動には，アレステジー（allesthesia）またはアロキリア（allochiria，一側刺激を対側に定位），シネステジー（synesthesia）またはシンキリア（synchiria，一側刺激を両側に定位），あるいは同側身体内での移動が含まれる。

その場合，とりわけ問題となるのが半側空間無視との関連である。

Heilmanら（1985）[1]は無視症候群に属する主な症候として，①半側不注意（hemi-inattention），②両側刺激に対する消去現象，③半側アキネジア（hemiakinesia），④アレステジア（allesthesia），⑤半側空間無視（hemispatial neglect）を挙げている。

彼らの理論では半側感覚野（sensory hemifield）と半側空間（hemispace）が区別される。触覚を例にとれば，触覚野は体表上の左右に分かれるが，空間は身体正中軸の左右に分けられる。もし左手を正中軸を超えて右方へ伸ばせば，左手の触覚野は右半側空間に存在することになる（視覚の場合，眼球の偏注視・首の回旋によって同様の条件が得られる）。半側不注意・消去現象・アレステジアは半側感覚野（アキネジアは運動）に生じる現象であり，半側空間無視は半側空間に生じる現象である。前者が患者にとって受動的に与えられる刺激に対する無感知を問題とするのに対し，後者は日常行動や描画・線分二等分・線分抹消検査など能動的探査が許されている条件での刺激の無感知が問題となる。端的に言えば，消去現象は身体上の皮膚・網膜・耳に刺激が定位される知覚段階までの現象であり，半側空間無視は注視による走査や手・口頭による反応までも含めた現象である。

しかし，通常の場面では半側感覚野と半側空間はほぼ一致しており，両者を区別することは少ない。また，反応を予定しない知覚は理想的な仮定であって，両者を純粋に分離することはできず，半側空間無視を呈する患者はしばしば消去現象ほかの無視症候を合併している。そのため，これら相互の病巣と病態の独立性をめぐる議論が生じることになる。

Ⅲ. 半側空間無視との独立性

❶ 症候出現の独立性と病巣の分離

　消去現象が空間無視の症候に合併し，あるいはその回復過程で観察されることが多いため，空間無視の軽症型とみなす見解は根強くあった。この問題に対してVallarら（1994）[6]は，臨床検査で検出される触覚・視覚の消去現象と，末梢課題で検出される空間無視の合併性を，多数の右半球損傷例で検討した結果，両者が互いに独立して出現しうること，病巣的に分離しうることを確認した。空間無視を伴わない消去現象の過半数は内包後脚および傍側脳室白質（すなわち感覚様式に特異的な上行性投射路）とレンズ核（感覚刺激に対する運動反応の準備性に関連）など深部に限局した病変を有し，一方，空間無視は頭頂葉後下部の皮質・皮質下および，病変が深部に限局する場合は視床が重要であることを指摘した。皮質病巣について検討したKarnathら（2003）[7]も，消去現象は下頭頂小葉前下部から上・中側頭回後部，空間無視は上側頭回中央部から中心前・後回下部に集約するという結果を報告して，これまで空間無視に関連すると考えられてきた側頭・頭頂葉接合部は実は消去現象の責任病巣であると主張している。Vosselら（2011）[8]は検査成績と局所体積の相関を検討して，消去現象の重症度は右下頭頂小葉の病変，空間無視では線分二等分の成績が頭頂・後頭葉接合部，末梢試験の成績が背側の前頭・頭頂領域の病変に相関するという結果を報告している。

❷ 感覚様式特異性と病巣

　触覚，視覚，聴覚に関する消去現象は合併せずに単独で出現することも多い[9]。過去の病巣研究では，触覚性消去は視床皮質路・体性感覚野および頭頂葉，視覚性消去は外

側膝状体・視放線・視覚野および頭頂葉，聴覚性消去は内側膝状体・聴放線・聴覚野および頭頂葉の病変に集約される[5]。また，Hillsら（2006）[9]は触覚と視覚の単様式の消去現象における血流低下部位を検討し，触覚は頭頂葉下部，視覚は視覚連合皮質の障害が消去現象に関連することを報告した。つまり，単様式の消去現象は各感覚様式の上行性投射路と様式特異的連合皮質の障害に関連し，様式横断的消去現象は頭頂葉皮質を中心とする一定の拡がりをもつ病変（すなわち空間無視を合併しうる病変）に関連することが示唆される。

IV. 感覚不全説と注意障害説の対立

消去現象の病態に関しては2つの基本的見解を軸に議論が続いてきた。ひとつは感覚情報の減衰や処理過程の遅延などの感覚不全にもとづくという説であり，他方は注意障害を一義的な原因とする説である。初期の研究者では，Benderら[2]は感覚不全説の立場から半側不注意や消去現象を感覚鈍麻と連続するものとみなし，注意機能の関与については健常者にも生じるような複数刺激の競合性しか考慮しなかった。一方，Critchley[3]は'inattention'の用語を当てたことからもうかがえるように，予期注意（expectant attention）の障害を想定して左右半球の競合関係を強調した。Denny-Brownら[4]の知覚抗争でも左右半球の競合が重視されるが，その病態を単位的に働く注意機能の障害でなく，右頭頂葉が有する形態合成能力の障害［アモルフォシンセシス（amorphosynthesis）］に求めた。

Heilmanら（1985）は，上記を含め，彼ら以前に提起された病態仮説を紹介して検討を加えている。各説の概要を表にまとめる（**表1**）。彼らはこれらの仮説は互いに排他的

> **【表1】消去現象に関する種々の病態理論（Heilmanら，1985を要約）**
>
> **1. 感覚不全説（sensory theories）**
> 　感覚入力の部分的減衰を背景として，健常者にもみられるような相互抑制のために一方の刺激が知覚閾値に達しない
>
> **2. 抑圧と相互抑制（suppression and reciprocal inhibition）**
> 　両半球に備わっている対側半球への相互抑制機能が，一側の抑制機能の低下によって他側半球の抑制機能の亢進を招き，損傷対側の知覚を抑圧する
>
> **3. 干渉説（interference theory）**
> 　損傷半球の情報処理の速度が低下し，健常側からの干渉を受ける。時間差をつけて患側を先に刺激すれば消去現象は改善する
>
> **4. 注意用量限定説（limited attention theory）**
> 　一側半球が障害された場合，その対側に注意が向けられず一時的に半側不注意を生じる。やがて健常側の半球が機能を再編して病巣対側への注意も担うが，両側が刺激された場合には，健常側の半球だけでは注意の容量に限界があるため，損傷対側に注意を向けることができなくなる

なものでなく，病変は異なるとしても，いずれもありうる病態と考えている。しかし，いくつかの知見を根拠として結論的には注意容量限定説がもっとも適した理論であると総括している。

　近年の知見も含め，感覚不全説と注意障害説にはそれぞれに支持する所見がある。消去現象の病巣が空間無視と分離し，様式特異的な上行性感覚路の病変に関連するという知見は感覚不全説に有利であり，病巣の対側で識別感覚（epicritic sensation），2点識別覚などの障害がみられることも補強材料といえる。一方，消去現象が悉無律（all-or-nothing law）に従わず，以下に述べる多くの要因の影響を受けて確率的に現れることは注意障害説を支持している。両者の見解は，感覚情報のボトムアップ的処理とトップダウン的処理のいずれの過程の障害を重視するかの相違であるといえるが，おそらく消去現象の病態は，病巣が上行性感覚路から連合皮質という異なる水準に分布することが示唆するように，一方のみに帰着することはできず，症例ご

とに両者の障害が多様な比重で共存し，結果的に一定の範囲で共通した病像を呈しているものと考えられる．

V．消去現象の発現に影響する諸要因

消去現象の発現は多くの要因によって変化する．以下に，予期・刺激の性質・課題内容・反応手段という情報処理過程のおおまかな順序に従ってそれらの要因を概観する．下記の知見のほとんどは頭頂葉性の消去現象に関するものであり，注意障害の脈絡における病態に限定されるが，それらは大脳機能の力動性とそのメカニズムとしての注意機構，さらにアウェアネスを探る手がかりを与えてくれる．

❶ 意図的注意喚起，予期効果

臨床的に観察される消去現象が患側への意図的な注意の喚起に影響されるか否かについては支持する報告と否定的な報告がある[5]．しかし，近年の実験心理学的研究では，Posner課題[10]や色・形の予告[11]が消去現象に影響を及ぼすことが示されている．

Posnerら（1984）は頭頂葉損傷（一部が無視と消去現象を有する）の患者に，矢印で方向的cueを与えて実験し，両側刺激において病巣対側に与えられた標的は，矢印の反対側に呈示された場合成績が低下するが，矢印の側に呈示された場合は感知できることを示した．このことから彼らは，先に捕捉した健側の対象から注意を解除（disengage）できないことが消去現象の病態であると指摘した．

❷ 半球差と複雑な認知内容の消去現象および同側性消去現象（逆説的消去現象）

消去現象における半球差は，空間無視との関連で注目さ

> **KeyWord**
> * Posner課題
> 矢印で刺激が出現する方向を予告し，予告通りに呈示する場合と，反対側に呈示する場合の反応を測定する課題．他の影響要因とも組み合わせて，注意の喚起が認知に及ぼす影響を検討する手段として実験心理学でしばしば用いられる．

れてきたが，臨床的な消去現象に関しては右半球病変に多いとはいえず，触覚，視覚については半球差を否定する報告もある[12,13]。聴覚に関しても，重症で持続性の消去現象は右半球病変に多いが，軽症で一過性の消去現象に半球差はみられないという[14]。しかしその後の報告では明らかに右半球損傷に多いという報告もあり[15,16]，見解は統一されていない。

しかし複雑な刺激を用いた検査では明瞭な半球差がみられる。Schwartzら（1979）[17]は質的消去現象検査を用いて，右頭頂葉病変は左頭頂葉病変より有意に多く病変対側の消去現象を呈すること，前頭葉病変では病巣の左右に関係なく左側の消去現象を呈することを報告し，刺激の複雑さと言語的反応手段により半球差が強調されたものと解釈した。

Schwartzらの左前頭葉損傷例では消去現象が病変の同側に現れる。これを同側性消去現象（ipsilateral extinction）[18]，または逆説的消去現象（paradoxic extinction）[19]という。複雑な刺激は言語的応答に依存する程度が高いので，左半球内の脳梁線維が損傷された場合，右半球では応答できないため左側（つまり病変と同側）に消去現象が生じると解釈される。

❸ 消去現象が生じる両側刺激の順序と時間差

臨床検査における両側刺激は厳密にいえば同時ではない。消去現象が生じるための時間差を厳密に検討した研究では，触覚に関しては健側刺激が先行する場合のほうが，患側刺激が先行する場合よりも長い時間差の範囲で消去現象が生じる[22]。一方，聴覚と視覚では順序効果はみられず，左右いずれの刺激が先行した場合でも一定の時間差の範囲で消去現象の生じることが報告されている[23,24]。触覚では

> **KeyWord**
> ＊複雑な刺激に対する消去現象（extinction to complex stimuli）
> 視覚ではタキストスコープで文字単語・絵画など，触覚ではサンドペーパー・金網・スポンジなど［質的消去現象検査（quality extinction test）］，聴覚ではヘッドホンで単語・音楽など［両耳聴検査（dichotic listening test）］を両側に呈示して内容を同定させた場合，刺激の存在は両側で感知しても一方の認知内容が同定できない現象。Tanabeら[20]は聴覚，Itoら[21]は触覚に関して報告し，要素的刺激の消去現象とは異なる水準の障害であることを指摘した。

秒単位，視覚で約600msec，聴覚で約100msec程度の時間差が報告されており，触覚が視覚・聴覚に比べて知覚の残像効果が長いという特性を反映している．消去現象はそれらの範囲で悉無律的に生じるのではなく，時間差なしを最大として両方向に漸減する確率曲線を描く．なお視覚性消去に関して主観的な同時性を検討した研究では[25]，左右の知覚の主観的な同時とは障害側の刺激が約200msec先行した場合であり，障害側の情報処理の遅延を反映するものと考えられる．

④ 反応様式の影響

口頭反応，あるいは右手か左手による運動反応という反応様式の違いが，消去現象の出現率に影響を与える．Ricciら（2005）[26]の視覚性消去に関する検討では，病巣対側の手，口頭，病巣同側の手の順に消去現象の出現率が高かった．また，Wimperisら（2007）[27]は触覚性消去の例で，左右の各手で把握させた物体の一方の荷重を変化させた場合に，口頭反応では患側の変化に気づかないにもかかわらず，患側手の把握強度は反応的に変化することを報告した．これらは，反応手段によって左右の半球間の賦活様態が変化し，方向性注意に影響することを示唆している．

⑤ 脳梁離断における"見かけ上の消去現象"

両耳聴検査における言語性消去は周知の脳梁症候であるが，脳梁損傷例において要素的刺激に対する消去現象が現れるようにみえる場合がある．西川ら（1988）[28]は脳梁損傷3例に，口頭反応では左側に要素的触覚あるいは視覚・聴覚性の消去現象を呈するが，刺激と同側の手による反応では消去現象を呈さないという徴候を見いだし"見かけ上の消去現象（apparent extinction）"と名付けた．口頭と手

図1
脳梁損傷例に要素的消去現象の検査を行うと，口頭反応では一側の消去がみられるが，挙手反応では消去反応がみられない（西川ら，1988）。

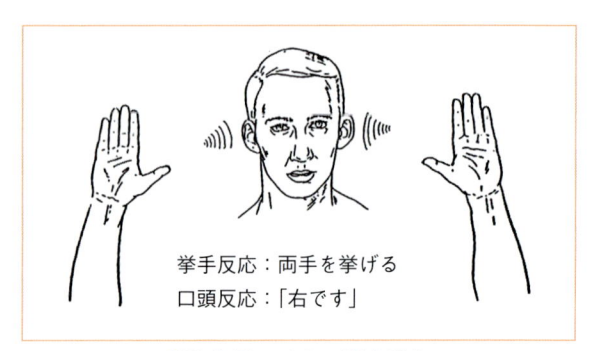

挙手反応：両手を挙げる
口頭反応：「右です」

【図1】見かけ上の消去現象

の反応を同時に行わせた場合でも，両側刺激に対して口頭では「右」と答えつつ手では両側を指示する（図1）。この現象は半球離断によって反応様式の影響が極端に現れたものである。半球内病変においても交連線維の離断によって同様の現象が生じる可能性がある。

❻ 様式間消去現象

異なる感覚様式の刺激間にも消去現象は生じ，ことに触覚と視覚の間では空間的注意をめぐって競合することが指摘されている[29,30]。しかも，一側の手に触覚刺激，他側にゴム製の手の複製を置いてそれに触わるシーンを見せるという視覚刺激を与えた場合でも触覚性消去現の生じることが報告されている[31]。このような現象は単純な感覚不全では説明できない。

❼ 課題内容による影響

同じ刺激を用いても課題の違いによって消去現象の出現率が変化することが知られている[32,33]。Vuilleumierら（2000）[32]は右半球損傷者に関する巧妙な実験でこの問題を検討した。2種類の図形を用いて左右に呈示する各図形

の数を一定の条件の範囲で変化させ，1) 定位課題（種類と数を問わず図形のあった側），2) 計数課題（全図形の数），3) 弁別課題（標的とする種類の図形の数）の3種の課題を与えたところ，1) 定位課題では左側に高率に消去現象が生じて口頭反応時間が遅延．2) 計数課題では著しい消去現象は生じず，反応時間も遅延しない．3) 弁別課題では視野間だけでなく同一視野内でも複数の標的図形の検出が困難で，標的外図形の妨害効果は乏しいが反応時間は遅延させる，という結果であった．これらは，定位課題では左右の競合を生じやすいが，計数課題では課題内容が知覚のグループ化を促すので知覚の競合が生じにくいこと，また弁別課題では課題自体が刺激の類似性を前提とするので視野の左右にかかわらない競合関係を招くのだと指摘している．またRafalら[34]の研究では，両側に視覚呈示された素材を音読する課題では"one"と"1"の刺激対のほうが"one"と"two"よりも消去現象を生じやすく，文字数を答える課題では前者よりも後者の刺激対で消去現象が高率に生じることが報告されている．

これらはつまり，知覚の競合性は与えられた課題が空間的定位や対象のいかなる特性に注目することを要請しているかによって決定されることを示している．

⑧ 消去現象への影響要因のまとめ

上記の知見は，消去現象の出現に準備状態から反応様式にいたるまでの全過程にわたって多様な要因が関与しているといえるが，これらをまとめれば，1) 障害側の情報処理過程が遅延していること，2) 予期効果も含めて課題の内容が複雑さを増すほど障害側の認知処理資源（cognitive resource）への量的負荷が過重になること[35]，3) とりわけ刺激と課題内容・反応様式が言語機能に依存する程度が増

すほど障害側と健側の不均衡が強調されること，が消去現象の出現に関与していると考えられる。

VI. 消去現象と潜在的知覚，共線性・グループ化の効果

一方の刺激が「知覚されない」という単純な消去現象の理解に重要な視点の転換をもたらしたものはVolpeら（1979）[36]の報告であった。彼らは頭頂葉性の消去現象例において，障害側の刺激の存在を自覚していない場合でも両側の刺激の異同判断が可能であることを報告し，消去された刺激は「気づかれない」が潜在的に知覚されていることを指摘した。それ以降，このことを支持する数多くの所見が報告されている。Marziら（1996）[37]は健常側の刺激-反応時間に注目し，消去側の刺激によって健常側の反応時間が遅延することを見出した。Reesら（2000）[38]は，顔と家の絵を用いた両側・一側刺激によるfMRI賦活試験を行い，消去された刺激によっても一側刺激と同様の賦活がみられることを示した。しかも紡錘状回には顔あるいは家に対するそれぞれ特異的な部位の賦活が示唆されたという。

さらに最近，障害側の潜在的知覚に影響を与える要因として，共線性・グループ化などの効果が注目されている（図2）。

図2で示す左列の図形は右列の図形に比べて半側無視や消去現象の影響を受けにくいという結果が相ついで報告されている[39, 40, 41]。すなわち，図2のA）のように線で連結された図形（Driver, 1995）[39]や，B）のように同じ延長線を共有する方形は延長線を共有しない円形に比べ（Gilchristら, 1996）[40]，無視・消去されにくい。また，図2のC）のような主観的輪郭（Kanizsaの錯覚）をもたら

図2
A) Driver（1995）
B) Gilchristら（1996）
C, D) Mattingleyら（1997）
による。

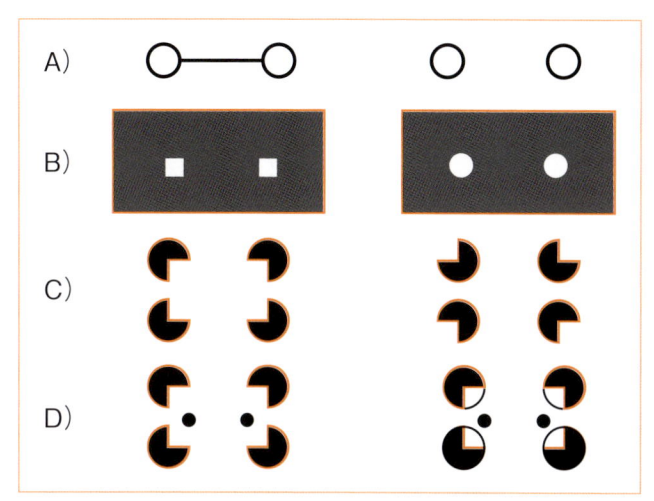

【図2】共線性とグループ化の効果

す図形はグループ化されるために無視・消去されにくい（Mattingleyら，1997）[41]。さらに，グループ化された図形そのものでなく，D) のように錯覚によってグループ化された図形に囲まれた刺激までもが消去を免れるというのである。

消去現象においては知覚が成立しないのではなく，かなり完成された知覚が成立していて，ただそれが自覚［気づく（aware）］されないだけであることを示唆するこれらの知見は，両側刺激の競合が情報処理のどの段階に作用しているのかという疑問にも一定の解答を与えてくれる。

Ⅶ. 消去現象と注意機構，アウェアネス

消去現象でもっとも問題となる機能は選択的注意（selective attention）である。対象選択の過程を模式図に示す（図3）。これには通常，最初に他の対象に向けられて

図3
新たな刺激を対象として選択する過程は番号順に進行する。はじめ別の対象に関心が向けられている状態で①顕著な刺激が注意を捕捉する ②古い対象への関心を解除する ③新たな刺激に関心が向かい，対象として選択する。

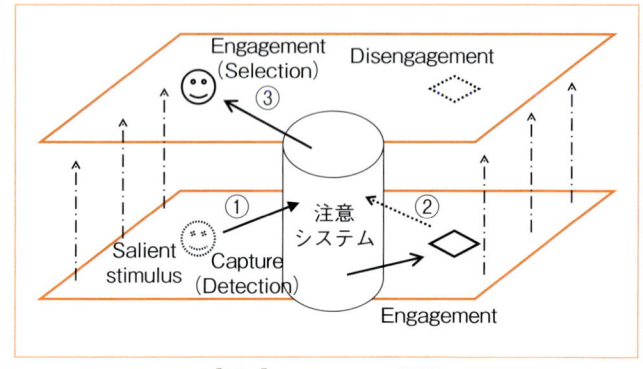

【図3】Selectionの過程

> **KeyWord**
> ＊選択的注意
> 背景にある多数の刺激から特定の刺激に焦点をあてて対象を選択selectionする機能。視覚の場合は注意が向けられる特性によって，空間（位置）space-based，特性（色，形など）feature-based，物体（ひとまとまりとしての）object-basedの注意に分割される。また選択の過程は自覚に上らない前注意段階（前期過程）と自覚に上る集中注意段階（後期過程）の2段階または2種の過程に分けられる。

いる注意の解除を伴うので，①capture→②disengagement→③engagementという3段階を踏む。この過程を起動するものは新たな刺激の顕著性（際立ち）saliencyである。captureはいまだ対象の性質に関する認識を伴わず，engagementの段階で空間的定位や特徴などの認知が成立すると考えられている。ただし選択的注意にはsaliencyによって外的に誘発されるボトムアップの過程だけではなく，課題要求や反応手段などの与件によって内的に誘発されるトップダウンの過程も関与している。

消去現象がこれらのどの段階で生じるかについては，実験心理学からの提起がある。

先述のように，Posnerら（1984）[10]はより早く選択された健常側の対象から注意をdisengageできないことが消去現象の病態であると推測した。しかしこれについては，消去現象の出現率は両側同時に刺激された場合に最大で，健側の刺激が先行しても出現率が低下することから否定的な見解も多い[22]。

前章で述べたMattingleyら（1997）[41]は，消去現象はsaliencyを検出できるか否かという初期の段階の現象では

なく，少なくとも主観的な輪郭が作用する視覚的平面surfaceが成立した段階以降の現象であることを指摘した。

　selectionやengagementを厳密に定義して議論するゆとりはないが，少なくとも頭頂葉性の消去現象に関しては，saliencyが誘発した対象選択のボトムアップ過程は完成に近い段階まで達しており，それがアウェアネスに上るか否かは，おそらく言語や運動反応に関連した別の機構によるトップダウンの過程がそれに接続できるかどうかにかかっているように思われる。

Ⅷ. 消去現象に関連する神経基盤

　一方，神経基盤に関する研究は，saliencyを検出しうるかどうかというボトムアップの病態が消去現象において重要であることを示唆している。

　これまでの皮質損傷の病巣研究によれば，消去現象の神経基盤としては右下頭頂小葉から頭頂・側頭葉接合部が注目される[7,8]（図4）。この部位は従来，空間無視の責任病巣と目されてきた部位でもある。ただし，Karnathら（2003）[7]は空間無視の病巣として前方の上側頭回中央部から中心前回・中心後回の下部というシルヴィウス裂周辺の病変を指摘している。

　視覚性注意の神経基盤に関しては健常者の賦活試験による知見が蓄積されており，Corbettaら（2002）[42]は視空間注意の関連部位として図4に示す各部位とおのおのの機能を指摘している。それによれば，側頭頭頂接合部と腹外側前頭前野（図4のC, D）および両者を連絡する白質線維（腹側路）はsalientな視覚刺激で誘発される外発的注意に関連し，また頭頂間溝・上頭頂葉と前頭眼野（図4のA, B）およびそれらを連絡する白質線維（背側路）は，刺激が提示

図4
A，Bは注意のトップダウン過程，C，Dは注意のボトムアップ過程に関連。
従来指摘されている消去現象および空間無視の責任病巣はほぼCに相当。
(Corbettaら(2002)の報告を参考に作成)

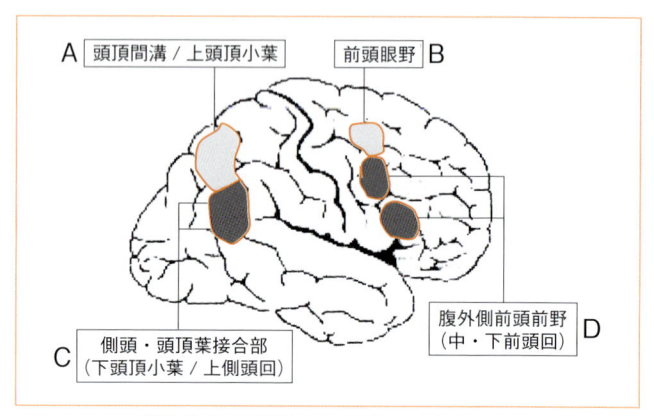

【図4】視空間性注意に関わる皮質部位

される場所の予告や課題によって誘導される目的志向的な内発的注意に関連している。そして各半球の背側路はいずれも対側に空間的注意を向ける機能を有しているが，刺激を検出する腹側路は右半球が左半球に比べて優勢であるために，右半球損傷で無視が高率に生じるのであるという。

またRiddochら（2010）[43]は，空間無視，消去現象，同時失認に関する近年の研究をまとめ，視覚選択の機能と後部頭頂葉の各部分の関連を次のように総括した。(1) ボトムアップの刺激捕捉captureと右側頭・頭頂葉接合部，(2) トップダウンの視覚画面の分節化と後部頭頂葉内側面，(3) グルーピング・個別化・識別と両側の頭頂間溝下面，(4) 鮮明さsaliencyの抑制と左頭頂間溝がそれぞれ関連しているという。

これらの知見を考慮すれば，病巣からみる限り，右側頭・頭頂葉接合部を中心とする消去現象の病巣はむしろsaliencyの検出に関わる部位との関連が示唆される。

最近，視空間性注意の神経基盤については後方皮質と前頭葉を結ぶ皮質下白質の連絡路が注目され，半側無視と消

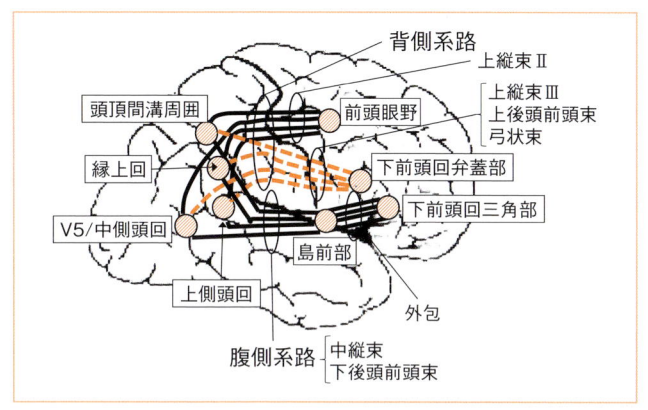

【図5】視空間システムの関連部位と白質連絡路

図5
(Umarovaら(2010)を参考に作成)

去現象をその離断（disconnection）によって説明しようとする試みがある[44〜47]。離断説による解釈は，無視症候を生じうる病変が広範に分布すること，その症候が様々な変動要因によって影響されることをよく説明しうるものであると思われる。

　白質連絡路については研究者により細部で見解が異なるが，ここではUmarovaら（2010）[46]の説明を紹介しておく。側頭頭頂接合部を中心に頭頂間溝から中側頭回後部を含む後方皮質は3つの経路によって前頭葉の異なる部位と連絡している（図5）。上縦束Ⅱは側頭頭頂葉・頭頂間溝と前頭眼野を連絡し，目標に空間的注意を向けるために重要な経路である。上縦束Ⅲは後方皮質と下側頭回弁蓋部を連絡し，高次の体性感覚情報を伝達して身体周囲の空間に対象を定位することに関与している。これと並走する弓状束は主に聴覚空間の情報を伝達するが，多様式の感覚情報も伝達すると考えられる。以上は背側経路に属する経路である。下後頭前頭束および外包を含む経路は腹側経路で，側頭頭頂葉と下前頭回三角部および島前部を連結して，現行の意図

にもとづく情報処理や不要な情報のフィルター，島前部に送られる経路は自己認識に関わりがあると推測されている。

そして，これらの構造と視空間認知機能の関連については，上述の頭頂葉上部と下部の機能分化と結びつけて解釈されることが多い。

対象の選択過程が完成するためには腹側・背側の視空間ネットワークがともに十分に働くことが必要と考えられている。消去現象はいずれのネットワークが障害されても生じうるが，定位課題が他の特性の弁別を課題とする場合よりも高率に消去が生じることから[32,49]，特に刺激の空間的定位が重要とされる。Baylisら（2001）は背側路における物体の位置情報が腹側路の対象同定の情報に結合されないことが消去現象の病態であると説明している。

文　献

1) Heilman, K.M., Watson, R.T., Valenstein, E. : Neglect and Related Disorders. In : Clinical Neuropsychology 2nd edition (eds Heilman, K.M., Watson, R.T., Valenstein, E.). Oxford University Press, New York, pp.243-293, 1985.
2) Bender, M.B., Furlow, L.T. : Phenomenon of visual extinction in homonymous fields and psychologic principles involved. Arch Neurol Psychiatry, 53 : 29-33, 1945.
3) Critchley, M. : The phenomenon of tactile inattention with special reference to parietal lesions. Brain, 72 : 538-561, 1949.
4) Denny-Brown, D., Meyer, J.S., Horenstein, S. : The significance of perceptual rivalry resulting from parietal lesion. Brain, 75 : 433-471, 1952.
5) 田辺敬貴：消去現象．神経進歩, 30 : 880-896, 1986.
6) Vallar, G., Rusconi, M.L., Bignamini, L., et al. : Anatomical correlates of visual and tactile extinction in humans : a clinical CT scan study. J Neurol Neurosurg Psychiatry, 57 : 464-470, 1994.

7) Karnath, H.O., Himmelbach, M., Küker, W. : The cortical substrate of visual extinction. NeuroReport, 14 : 437-442, 2003.
8) Vossel, S., Escenbeck, P., Weiss, P.H., et al. : Visual extinction in relation to visuospatial neglect after right-hemispheric stroke : quantitative assessment and statistical lesion-symptom mapping. J Neurol Neurosurg Psychiatry, 82 : 862-868, 2011.
9) Hills, A.E., Chang, S., Heidler-Gary, J., et al. : Neural correlates of modality-specific spatial extinction. J Cogn Neurosci, 18 : 1889-1898, 2006.
10) Posner, M.I., Walker, J.A., Friedrich, F.J., et al. : Effects of parietal injury on covert orienting of visual attention. J Neurosci, 4 : 1863-1874, 1984.
11) Ptak, R., Valenza, N., Schnider, A. : Expectation-based attentinal modulation of visual extinction in spatial neglect. Neuropsychologia, 40 : 2199-2205, 2002.
12) 岩田　誠, 豊倉康夫 : Tactile extinctionの責任病巣について. 神経内科, 15 : 457-464, 1981.
13) Weinstein, E.A., Friedland, R.P. : Behavioral disorders associated with hemi-inattention. Advances in Neurology Vol. 18 (eds Weinstein, E.A., Friedland, R.P.). Raven Press, New York, pp.51-62, 1977.
14) De Renzi, E., Gentilini, M., Pattacini, F. : Auditory extinction following hemisphere damage. Neuropsychologia, 22 : 733-744, 1984.
15) 田中　裕, 峰松一夫, 原　斉, ほか : 二点同時刺激に対する感覚消去現象 : 急性期脳卒中連続例の検討. 臨床神経学, 41 : 569-573, 2001.
16) Becker, E., Karnath, H.O. : Incidence of visual extinction after left versus right hemisphere stroke. Stroke, 38 : 3172-3174, 2007.
17) Schwartz, A.S., Marchok, P.L., Kreinick, C.J., et al. : The asymmetric lateralization of tactile extinction in patients with unilateral cerebral dysfunction. Brain, 102 : 669-684, 1979.
18) Sparks, R., Goodglass, H., Nickle, B. : Ipsilateral versus contralateral extinction in dichotic listening resulting from hemispheric lesions. Cortex, 6 : 249-260, 1970.

19) Damasio, H., Damasio, A.R. : "Paradoxic" ear extinction in dichotic listening : possible anatomic significance. Neurology, 29 : 644-653, 1979.
20) Tanabe, H., Nishikawa, T., Okuda, J., et al. : Auditory extinction to nonverbal and verbal stimuli. Acta Neurol Scand, 73 : 173-179, 1986.
21) Ito, K., Tanabe, H., Ikejiri, Y., et al. : Tactile extinction to simple (elementary) and complex stimuli. Acta Neurol Scand, 80 : 68-77, 1989.
22) Birch, H.G., Belmont, I., Karp, E. : Delayed information processing and extinction following cerebral damage. Brain, 90 : 113-130, 1967.
23) 田辺敬貴, 西川 隆, 奥田純一郎, ほか : Auditory extinctionの発現に関する神経心理学的検討―右側頭-頭頂葉病変を有する1症例について―. 精神経誌, 84 : 424-438, 1982.
24) Di Pellegrino, G., Basso, G., Frassinetti, F. : Spatial extinction on double asynchronous stimulation. Neuropsychologia, 35 : 1215-1223, 1997.
25) Baylis, G.C., Simon, S.L., Baylis, L.L., et al. : Visual extinction with double simultaneous stimulation : what is simultaneous? Neuropsychologia, 40 : 1027-1034, 2002.
26) Ricci, R., Genero, R., Colombatti, S., et al. : Visuomotor links in awareness : evidence from extinction. NeuroReport, 16 : 843-847, 2005.
27) Wimperis, A., Wing, A. : Action-perception dissociation ; preserved reactive grip force despite tactile extinction due to cortical stroke. Neuropsychologia, 45 : 2402-2406, 2007.
28) 西川 隆, 田辺敬貴, 奥田純一郎, ほか：脳梁損傷例における消去現象―"見かけ上の消去現象"および両耳聴検査における知見補遺―. 神経心理学, 4 : 33-46, 1988.
29) Mattingley, J.B., Driver, J., Beschin, N., et al. : Attentional competition between modalities : Extinction between touch and vision after right hemisphere damage. Neuropsychologia, 35 : 867-880, 1997.
30) Costantini, M., Bueti, D., Pazzaglia, M., et al. : Temporal dynamics of visuo-tactile extinction within and between hemispace.

Neuropsychology, 21 : 242-250, 2007.
31) Farné, A., Pavani, F., Meneghello, F., et al. : Left tactile extinction following visual stimulation of rubber hand. Brain, 123 : 2350-2360, 2000.
32) Vuilleumier, P., Rafal, R. : A systematic study of visual extinction Between- and within-field deficits of attention in hemispatial neglect. Brain, 123 : 1263-1279, 2000.
33) Shisler, R.J., Gore, C.L., Baylis, G.C. : Auditory extinction : the effect of stimulus similarity and task requirements. Neuropsychologia, 42 : 836-846, 2004.
34) Rafal, R., Ward, R., Danziger, S. : Selection for action and selection for awareness : evidence from hemispatial neglect. Brain Research, 1080 : 2-8, 2006.
35) Bonato, M. : Neglect and extinction depend greatly on task demands : a review. Frontiers in Human Neuroscience, 6 : Article 195, 2012.
36) Volpe, B.T., Ledoux, J.E., Gazzaniga, M.S. : Information processing of visual stimuli in an "extinctiguished" field. Nature, 22 : 722-724, 1979.
37) Marzi, C.A., Smania, N., Martini, M.C., et al. : Implicit redundant-targets effect in visual extinction Neuropsychologia, 34 : 9-22, 1996.
38) Rees, G., Wojciulik, E., Clarke, K., et al. : Unconscious activation of visual cortex in the damaged right hemisphere of a parietal patient with extinction. Brain, 123 : 1624-1633, 2000.
39) Driver, J. : Object segmentation and visual neglect. Behavioural Brain Research, 71 : 135-146, 1995.
40) Gilchrist, I.D., Humphreys, G.W., Riddoch, M.J. : Grouping and extinction : Evidence for a low-level modification of visual selection. Cognitive Neuropsychology, 13 : 1223-1249, 1996.
41) Mattingley, J.B., Davis, G., Driver, J. : Preattentive filling-in of visual surfaces in parietal extinction. Science, 275 : 671-673, 1997.
42) Corbetta, M., Shulman, G.L. : Control of goal-directed and stimulus-driven attention in brain. Nat Rev Neurosci, 3 : 201-215, 2002.
43) Riddoch, M.J., Chechlacz, M., Mevorach, C., et al. : The neural mechanisms of visual selection: the view from neuropsychology. Ann N Y Acad Sci, 1191 : 156-181, 2010.

44) Bartolomeo, P., Thiebaut de Schotten, M., Doricchi, F. : Left unilateral neglect as a disconnection syndrome. Cereb Cortex , 17 : 2479-2490, 2007.

45) Doricchi, F., Thiebaut de Schotten, M.T., Tomaiuolo, F., et al. : White matter (dis) connections and gray matter (dys) functions in visual neglect : gaining insights into brain networks of spatial awareness. Cortex, 44 : 983-995, 2008.

46) Umarova, R.M., Saur, D., Schnell, S., et al. : Structural connectivity for visuospatial attention : significance of ventral pathways. Cerebral Cortex, 20 : 121-129, 2010.

47) Karnath, H.O., Rorden, C. : The anatomy of spatial neglect. Neuropsychologia, 50 : 1010-1017, 2012.

48) Chechlacz, M., Rotshtein, P., Hansen, P.C., et al. : The central role of the temporo-parietal junction and the superior longitudinal fasciculus in supporting multi-item competition : Evidence from lesion-symptom mapping of extinction. Cortex, 49 : 487-506, 2013.

49) Baylis, G.C., Gore, C.L., Rodriguez, P.D., et al. : Visual extinction and awareness : The importance of binding dorsal and ventral pathways. Visual Cognition, 8 : 359-379, 2001.

第Ⅱ章　注意障害・意欲障害の臨床

抑うつとアパシー

京都大学医学部附属病院精神科神経科　　上田　敬太
京都大学大学院医学研究科脳病態生理学（精神医学）　村井　俊哉

> **臨床に役立つ　ワンポイント・アドバイス**
> One-point Advice
>
> アパシーは，病的泣きとともに，「うつ状態ではないか？」ということで精神科に紹介されてくることの多い病態である。しかしながら，アパシーは外界からの刺激に対する主観的な感情の生起が障害されており，そういった外界からの刺激への無反応の積み重ねであること，うつ状態は長期間続く気分の問題である，という点で，異なる情動の側面の問題と考えられる。さらに，アパシーでは自らの病状に対する無関心も目立ち，うつ状態の場合のように自らの症状を悲観的に訴えることはない。この点もアパシーとうつ状態との相違点である。

Ⅰ．情動のいくつかの側面

　本稿では，アパシーと抑うつという，情動の関わる神経心理・精神医学的症状についての解説を行う。しかしながら，「情動」にはいくつかの側面があり，これらを区別した上でアパシーや抑うつをみていかなければ，概念の混乱を招くことになる。したがって，まず情動のいくつかの側面について区別し，アパシーと抑うつが情動のどの側面の問題なのかをまずは指摘したい。

　まず，情動の持続時間からの区別が挙げられる。われわれヒトは，普通の生活の中でも，泣き，笑い，怒るといった感情の表出を毎日のようにしている。しかしながら，泣

いているヒトがいるからといってそのヒトがうつ状態にあるか，あるいは笑っているヒトは必ず躁状態なのか，というとそんなことはない。したがって，まず区別するべきは，情動の持続時間と考えられる。うつ病を含む気分障害は，英語ではmood disorderと表記するが，この場合のmoodとは，長期間持続する気分のことを指す。うつ状態のヒトでも，時に笑うこともある。しかしながら，数日間，数週間単位でみた場合，うつ状態のヒトの感情は基本的には陰性の感情，特に不安や抑うつ気分で特徴づけられ，このような気分に影響されることで，考えることも悲観的になりやすい。反対に，長期間陽性の気分が続く場合は，躁状態と呼ばれる。

それでは，持続時間の短いものはどうだろうか。ヒトは，楽しいことがあれば笑い，喜び，悲しいことがあれば嘆き悲しむ。この反応において大事なのは，まず物事を「楽しい」または「悲しい」というように認識すること，さらにそれに見合った感情表出として「笑ったり」「泣いたり」することである。このように，正常な感情反応に必要とされるのは，物事に対して妥当な感情を主体的に感じ，それを正しく表出するということである。主観的な感情の生起とそれに伴う感情表出が異常に低下した場合が，後に述べるアパシーの中核群と考えられる。情動不安定（emotional lability）と呼ばれるものの一部は，逆にこれらが異常に亢進した状態と考えられる。

このように情動は，外界からの刺激に対する感情反応（主観的感情生起・感情表出）と，長期間続く情動の基盤状態としての気分に分けることができる[1]。この観点からみると，抑うつとアパシーという，一見かなり共通したもののごとくに思われる症状が，実は情動のまったく別の側面に問題がある症状であることがわかる（表1参照）。

【表1】情動の各側面と関連する症状

Feeling, Affect and Mood
- Feeling…外界の刺激あるいは内面の思考に対して**主観的に感じられた感情（反応）**（関連する症候群：Apathy（後に述べる中核群）, emotional labilityの一部）
- Affect …主観的に感じられた感情の**表出行動**として客観的に**観察できる表現**（関連する症候群：病的泣き笑い（pathological crying and laughing））
- Mood …**持続する感情**で，その人が外界からの刺激をどのように受け取るか，あるいは内面の思考様式全般に影響を与える（関連する症候群：post-stroke depression, vascular depression, 器質性躁状態）

> **KeyWord**
> *病的泣き笑い
> 脳損傷後，感情反応を惹起するほどの刺激ではないことに対して激しい感情の表出を示すこと。例えば，単に挨拶を交わしただけで泣き出してしまう，といった例。

Ⅱ. アパシー

Apathyという用語は，否定の接頭語であるAとfeeling, emotion, interest, concernの意味合いを持つPathosを組み合わせて作られた用語であり，「feeling, emotion, interest, concernがない状態」を元々は指し示す言葉である。

アパシーに類する言葉として，これまで様々な文脈で様々な用語が使用されてきた。まずはこれらの用語を紹介し，概念の整理を行うこととしたい。

❶ Antriebsmangel

Kleistが1934年に提唱した概念で，Antrieb（発動性）が欠如した状態を指す。KleistはWernickeの弟子であり，基本的には様々な精神機能を大脳皮質に局在させる立場をとり，前頭葉損傷患者でしばしば認められる自発性の低下について，Antriebsmangelと呼び，前額脳がその首座であることを主張した。

❷ Athymhormia

DideとGuiraudが1922年に提唱し，MacDougall, von Monacowらも1928年にその論文・教科書で使用している概念で，否定を表す接頭語Aにthymos：mood, humor, feeling, etc., horme：rapid motion forward, impulse to do a thingを組み合わせて作られた言葉である。はじめは統合失調症の陰性症状の記載として使用されたが，その後，GuiraudはEconomo脳炎の記載にも使用するなど，その適用を広げていった。

❸ Abulia

Ribot（1883, 1904）が提唱した概念で，否定の接頭語Aにboul：will, motivationを組み合わせて作られた用語である。感情の側面よりはむしろ意思や意図といった側面の欠如を表し，動機の欠如（a lack of will or motivation），決断不能の状態（an inability to decide）という意味合いで統合失調症の陰性症状の記載として使用された。その後Bahatia（1994）は，「行動の開始や自発的な思考，情動反応の障害」という意味合いで前頭葉性の発動性の低下に対しても使用している。

❹ Akinetic mutism

観察される行動・状態像をもとに定義される用語で，Cairnsが1941年に第三脳室の類上皮腫の患者に認められる状態像を表現する言葉として提唱した。言葉通り，運動がなく言葉も発しない，という状態を表す。

このように，様々な文脈で発動性・活動・感情反応の低下，といった状態像が，様々な用語で表現されてきたが，状態像という点でみると，互いの重なり合いが大きい。そ

のような中，近年では，脳損傷に伴う情動の平板化やそれに伴う発動性の低下を総括し，アパシーという用語が使用される機会が増えている。

　アパシーとは従来は「動機の障害（lack of motivation）」という意味で広く用いられていた概念であったが，学術上の正確な定義はなく，様々な疾患に付随して生じる動機の障害が，区別なくアパシー（あるいは前述のような類義語）で呼ばれてきた。このような状況の中で，アパシースケールを開発したMarin（1990）は，「動機づけ・意欲の欠如」が他の原因から二次的に生じるのではなく，一次的に生じる場合のみをアパシーとすることを提案した。このことにより，少なくとも抑うつ状態や認知症によって二次的に生じる意欲の低下をアパシーから分離しようと考えたわけである。後にこの考えはもう少し整理され，アパシー自体は「動機の障害」と定義される一方，その主な3つの側面として，認知的（cognitive），情動的（affective），行動的（behavioral）側面が提示され，「合目的的な」行動のこの3つの側面が一次的に障害されるものをアパシーとして検出できるようにスケールは工夫された[2,3]。

　ただ，このように定義されたアパシーは，その定義に内的状態の推測，つまり「動機の障害」という外からは観察できないものを含むため，観察される行動面から同定することは困難であった。そこで，Levyらは，「動機の欠如（lack of motivation）」という言葉を使わずにアパシーを定義することを主張し，「自発的・合目的的な行動の量的な低下」という外から観察・定量可能なものとしてアパシーを定義した。アパシーとはひとつの状態像を指し示す言葉であり，そこに患者の内的状態，あるいは一次性か二次性かといった問題を内包させるのは，むしろ概念の混乱を招く，ということがこういった定義を提案する理由としている。

さらにLevyらは，このように行動の量的低下が生じる原因によって，以下のような下位分類を提案している。すなわち，①認知機能低下により主に計画をたてられず行動量が低下するアパシー，②情動反応の低下により主に動機づけに問題があり行動量が低下するアパシー，③行動化そのものが障害されている自己活性化（auto-activation）の障害によるアパシー，の3つである[4]。

①のアパシーの基盤として想定される神経心理学的症状は遂行機能障害である。計画を立て実行する能力の低下のため，合目的的な計画を立てそれをうまく実行する能力が低下し，結果として自発的・合目的的な行動量の低下がみられることとなる。②のアパシーの基盤として想定される神経心理学的症状は，興味・関心の喪失である。ヒトの行動の発動は多くの場合，当該の行動に「興味」や「関心」があることが前提となる。つまり，「そのことをやるのが楽しいから」その行動を自発的に行う，ということである。したがって，興味・関心の低下は，自発的な行動の低下につながる。この意味でのアパシーは，本来のアパシーの語義にほぼ一致し，アパシーの中核群と捉えることができるだろう。一方で，全般的な興味・関心の低下の結果，脳損傷前には苦手であったことにも関心が低下し，結果として苦手なことの克服につながる場合もある（症例紹介参照）。③のアパシーの神経心理学的基盤は，発動性そのものの低下であるということができる。ほかの認知障害の有無を問わず，行動化の「スイッチが働かない状態」に例えることができる。重篤な場合，無言無動症と表現されるように，一日中自発的な発話もなく過ごすことがある。

Levyらは，このようなアパシーの類型の神経基盤についても考察を加えている。それによれば，①の型のアパシーでは背外側前頭前野を含む皮質・皮質下回路が，②の型

のアパシーでは前頭葉眼窩面を含む皮質・皮質下回路が，③の型のアパシーでは前部帯状回を含む腹内側前頭前皮質とその関連する皮質下との神経回路が責任部位であるとされる。未だ仮説の域は出ないものの，①，②，③それぞれの領域が，遂行機能，情動認知・感情反応，運動・行動の開始にそれぞれ関わりが深いことを考えると，この仮説は妥当なものと考えられ，実際の症例でもこの仮説をもとに理解するとわかりやすいことが多い。また，以後解説していく中では，特に断らない限り，②のアパシーを想定しているものと考えていただきたい。

> **KeyWord**
> ＊**前頭葉眼窩面**
> この領域は，快・不快の判断や，衝動性の制御などに強い関連を持っていると考えられている。またこの領域の損傷で中枢性の嗅覚障害を伴いやすい。

Ⅲ．うつ病とアパシー

はじめに，アメリカ精神医学会により作成されたDiagnostic and Statistical Manual of Mental Disorders (DSM) -Ⅳの大うつ病エピソードの定義を引用しておく（先日公表されたDSM-Ⅴにおいても下記項目はそのままの表記となっている）。DSM-Ⅳではうつ病を診断するのに必要な症状として，A項目をもうけ，9つの症状を挙げている。

A：以下の症状のうち5つ（またはそれ以上）が同じ2週間の間に存在し，病前の機能からの変化を起こしている。これらの症状のうち少なくとも1つは，1.抑うつ気分，あるいは 2.興味または喜びの喪失である。

1) その人自身の証言（例：悲しみまたは空虚感を感じる）か，他者の観察（例：涙を流しているように見える）によって示される，ほとんど1日中，ほとんど毎日の抑うつ気分
2) ほとんど1日中，ほとんど毎日の，すべて，またはほとんどすべての活動における興味，喜びの著しい減退（その人の言明，または

> 他者の観察によって示される）
> 3）食事療法をしていないのに，著しい体重の減少，あるいは体重増加（例：1ヵ月で体重の5％以上の変化），またはほとんど毎日の，食欲の減退または増加
> 4）ほとんど毎日の不眠または睡眠過多
> 5）ほとんど毎日の精神運動性の焦燥または制止（他者によって観察可能で，ただ単に落ち着きがないとか，のろくなったという主観的感覚ではないもの）
> 6）ほとんど毎日の易疲労性，または気力の減退
> 7）ほとんど毎日の無価値観，または過剰であるか不適切な罪責感
> 8）思考力や集中力の減退，または決断困難がほとんど毎日認められる（その人自身の言明による，または他者によって観察される）
> 9）死についての反復思考（死の恐怖だけではない），特別な計画はないが反復的な自殺念慮，または自殺企図，または自殺するためのはっきりとした計画

　操作的診断法であるこのDSMでは，必ず含むべき項目として，「抑うつ気分」，または「興味または喜びの喪失」を挙げているが，後者は，特に上述したアパシーの中核群の特徴と重なる症状である。このような共通性はあるものの，うつ状態とアパシーは，「病識」という点において互いに大きく異なっており，以下，解説を行いたい。

IV. 病識とうつ・アパシー

　病識という概念は，精神医学においては「症状の原因の帰属が病気であることを認識する」という意味で用いられる場合が多い。例えば，統合失調症において，「病識がない」という場合，症状そのものについての認識が低下していることではなく，「（ある人物にひどい目にあわされているといった）被害関係念慮」といったことが「病気により生じていること」を「否定する」という意味で，「病識の欠如

という言葉が用いられる。しかし，病気や症状を自ら認識しているかどうかという側面も，病識の別の側面である。例えば，Babinskiが報告した病態失認という現象は，脳卒中により左片麻痺がある患者において，「左片麻痺があること自体」が「否認される」ということを述べたものである。この意味での病識と，抑うつ・アパシーとの関連について考察してみることは，両者の病態の理解に利すると思われるので，解説を行う。

　2002年にFlashmanとMcAllisterは，特に外傷性脳損傷後に生じる病識の問題について，3次元（Dimension）的理解を提案している。それによれば，病識の次元1は，知識としての病識である。これは患者が知識として自身の障害を知っているかどうか，ということである。例えば前述のBabinskiの報告した病態失認という現象は，患者が自分の「左片麻痺」について「知識としても知らない」という点で，この次元での病識の問題といえる。次の段階として彼らが挙げているのは，次元2・情動的反応，である。この段階での病識の問題がある場合，患者は「自分の障害そのものについての知識」はあったとしても，本来であればそのような障害があることに対して生じるべき情動反応を生じない。このような状態は，無関心（indifference）とも呼ばれ，障害があること自体は否定しないものの，患者はそれほど情動的に困ったという反応を示さず，リハビリテーションを行う際に，動機づけができず治療が進まない，といったことになりやすい。次の段階は，もう一段複雑な病識である，次元3・般化（generalization）である。障害そのものの知識はあり，それに対して適切な情動反応を示していても，その障害が現在のあるいは今後の生活にどのような影響を与えてくるかといったことについて認識できない場合，この段階での病識の障害と考えられる。この段階の病

識の障害がある場合も，患者は適切な代償行為（例えば健忘症がある場合にメモを頻繁にとるなどの行為）をとることができず，日常生活に困難を示す[5]。

では，うつ病とアパシーそれぞれにおいて，病識の問題はこの文脈ではどのように考えられるだろうか。うつ状態でも，アパシーでも，自らの症状についての知識的な病識は基本的には問題はない。後述のように，アパシー状態にある患者は，アパシー状態にあること自体に興味がないため，自発的にその状態について診察室で報告を行うことは少ないが，少なくともこちらから確認を行えば，自らがアパシーの状態にあることは認めることが一般的である。

一方で，情動反応という点においては，対照的な特徴を示す。うつ状態にある患者においては，悲哀感や抑うつ気分は患者から報告されるのが通例である。うつ状態という気分そのものが物事の認識に対してnegative biasを生じることから，患者の自分の状態そのものに対する認識も，より悲観的なものになりやすい。つまり，患者は自らのうつ状態について，知識としては正しく認識した上で，情動的には過剰な反応を示すことが多い。そういう意味において，うつ状態とは自らの状態に過剰な病識を生じる状態像といえるだろう。重症うつ病の場合にみられる，「自分はひどい抑うつ状態にあるが，それはこれまでの行いから当然うけるべき罰なのだ」といったような病識の低下は，前述の統合失調症における病識の低下と同様，自らのうつ状態を病気のせいであると正しく認識できるかどうかという，症状の帰属に関する病識の問題であり，ここで述べている病識とは意味合いが違うことに注意してほしい。

一方でアパシーの場合はどうだろうか。特に問題となる上述の中核群のアパシーの場合は，情動の平板化が特徴であり，患者は自らのアパシー症状に対しても興味がなく，

少なくとも病状に対して悲観的な反応を示すことはない。そういう意味においては，うつ病とは対照的に，アパシーは情動反応という意味において，病識が低下している状態であるということができる。ただし，知識としての病識については，後述する症例にもみられるように，こちらから症状についての質問を繰り返し行えば基本的には正しく返答することも多く，アパシー患者の病識欠如の本質的部分ではないと考えられる。

　このようにみてくると，アパシーはうつ病の部分症状としても存在しうる一方で，病識という点においては，うつ病の部分症状としてのアパシーと，脳損傷後にみられる純粋なアパシーでは，ずいぶんと様相を異なることがわかる。つまり，うつ病の部分症状としてのアパシーの場合は，患者は自らのアパシー症状についても情動的には過剰に反応して（つまりその意味ではアパシー様ではない反応をして）報告する。うつ病患者は，「これまで興味があったことにまったく興味がなくなったんです」「全然面白いと思えなくなってしまったんです」などと，部分症状としてアパシーを生じる一方で，アパシー症状そのものに対する認識は，無関心とはほど遠い，むしろ情動的には過剰な反応を示すのである。他方，純粋なアパシーの患者は，こちらが繰り返し確認すれば，自らの興味や関心の低下について正しい返答をするが，その返答はどこか他人事で，うつ病患者が示すような，苦痛の，あるいは困ったという様子はまったく認められないのが通例である。

　まとめると，うつ病の部分症状としてのアパシーと純粋なアパシー症候群では，症状に対する知識的側面では違いはないものの，情動的反応においては大きく異なることがわかる（図1を参照）。

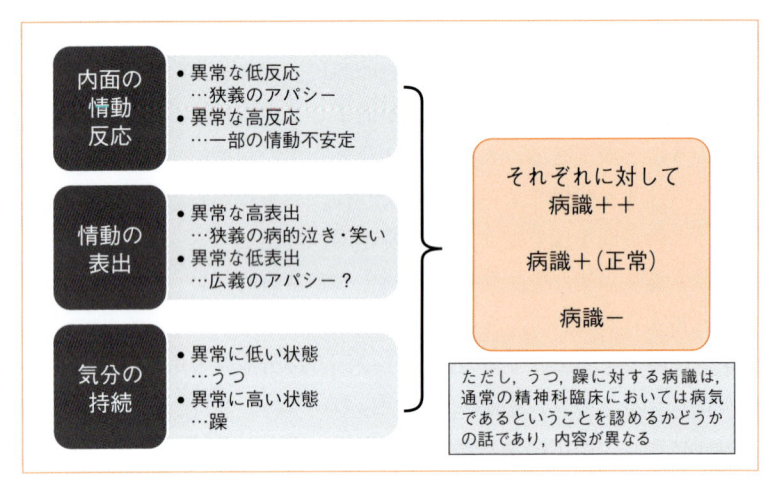

【図1】情動の各側面と関連する症状

- 内面の情動反応
  - 異常な低反応 …狭義のアパシー
  - 異常な高反応 …一部の情動不安定
- 情動の表出
  - 異常な高表出 …狭義の病的泣き・笑い
  - 異常な低表出 …広義のアパシー？
- 気分の持続
  - 異常に低い状態 …うつ
  - 異常に高い状態 …躁

それぞれに対して
病識＋＋
病識＋（正常）
病識－

ただし，うつ，躁に対する病識は，通常の精神科臨床においては病気であるということを認めるかどうかの話であり，内容が異なる

Ｖ．脳損傷とうつ状態・アパシー

　International Classification of Diseases (ICD) -10においても，DSM-Ⅳにおいても，うつ病は操作的診断（挙げられた項目のうち一定数を満たせば診断される）によって規定されているが，その中に，脳器質性疾患など身体疾患によるものを除くという項目がある。したがって，脳損傷に伴って生じるうつ状態は，診断基準としては定義上，大うつ病エピソードなどの気分障害という診断にはならない。一方で，脳損傷に伴ってうつ病様の状態を生じることがあることはこれまで度々指摘されてきており，さらに脳損傷部位との関連を示唆する報告もある。

　Robinsonらによれば，脳損傷後に生じるうつ状態は，うつ病同様，大うつ病エピソード（重症うつ状態）と小うつ病エピソード（軽症うつ状態）に分類され，有病率はそれぞれ24％程度であるという。また，損傷部位との関連については，損傷後一年以内の発症では目立った特徴はな

いものの，一年以上たってからのうつ状態発症については，左前頭葉：左前頭葉以外＝2.29：1，左前頭葉：右前頭葉＝2.16：1というように，左前頭葉損傷においてうつ状態を発症しやすいことを報告している[6]。一方でこのような報告は，多少の留保をつけて考える必要がある。なぜなら，脳損傷後に生じる後遺症については，脳損傷と後遺症の因果関係について基本的に性格の異なるいくつかのパターンがありうるからである。つまり，損傷された脳領域の機能低下が直接起因した後遺症（例えば失語症などがわかりやすいかもしれない）と，損傷された脳領域の直接の後遺症から派生的に理解できる症状（例えば構成失行の部分症状として理解可能な構成失書など），さらには後遺症，あるいは脳損傷に伴って生じた様々な患者を取り巻く社会状況の変化に対して反応性に生じる合併症（例えば脳損傷によって職業を失い，経済的な問題から抑うつ気分にいたるなど）を区別する必要があるからである。Robinsonらの結果の一方で，Abenらの190例に及ぶ連続症例の検討[7]や，Carsonらのメタ解析[8]では，脳損傷後の抑うつ状態と有意に関連する原因部位ははっきりしないとする報告がなされているのは，ひとつにはここで挙げたような因果関係の複雑さが影響している可能性がある。

また，脳損傷後に生じるうつ状態を表す言葉として，血管性うつ病（vascular depression：VDep）と脳卒中後うつ病（post-stroke depression：PSD）という用語がある。これらの用語と，その特徴についても触れておく。まず，前者の血管性うつという言葉は，高齢発症のうつ病患者に白質の陳旧性病変が高頻度に認められることが1980年代からたびたび報告されるようになり，無症候性の脳梗塞と抑うつの関連に注目が集まったことから提案された。1997年にKrishnanらのグループ[9]とAlexopoulosらのグループ[10]

により，「脳血管性の器質的要因を伴う」うつ病を血管性うつ病と呼ぶことが提唱された。MRIなどの画像所見を重視する立場（Krishnan），画像所見の有無にかかわらず脳血管障害のリスクの高さを重視する立場（Alexopoulos）という違いはあるものの，無症候性の脳梗塞と抑うつ状態との関連を重視する立場には違いがない。ただし，逆の方向の因果関係，つまりうつ病患者の経過中に無症候性脳梗塞を生じやすい，とする報告も複数あり，「無症候性脳梗塞」と「うつ状態」の因果関係についてはまだ統一した見解がないのが実情である[11]。一方で脳卒中後うつ病という言葉は，症候性の脳卒中（stroke：脳内出血および脳梗塞）の後遺症としての抑うつ状態をさす言葉である。前述した通り，Robinsonらのグループがこの状態については繰り返し報告をしており，左前頭葉との関連が示唆されている。また，特徴としては，情動反応は目立たず，意欲の低下，興味関心の低下が前景にたつことが指摘されていることから，アパシーとの異同が問題となる。Hamaらは脳卒中後うつ病を広く捉え，depressive moodのタイプとapathetic moodのタイプに分類することを提唱している[12]。彼らの報告では，脳卒中の連続症例101例のうち，この意味で脳卒中後うつ病と考えられたのは55例（54.5％）で，そのうち，depressive moodを呈した症例が12例，apathetic moodを呈した症例が28例，合併例と考えられる症例が15例であった。後者については，本稿で解説してきたアパシーとして理解可能な症例も含まれる可能性がある。

VI. 純粋なアパシー症例（上田ら，2008[11]より一部改変引用）

【症例】54歳，男性

現病歴：53歳時交通外傷にて脳損傷。逆向性健忘はなく，

3日程度の前向性健忘を認める．3ヵ月の入院後，性格変化などに家族が気づき，精査加療目的で当院へ紹介受診となった．

　主訴：意欲低下・性格変化

　病前性格：内向的だが，一人で泳ぎにいったり，楽器の練習をしたりなど多趣味であった．家庭内では主張の多い方で，夫婦喧嘩は頻繁に生じていた．一方職場では，他人の自分に対する評価・考えが気になるものの，自らのことを主張することは少なく，知らない人の前では萎縮する傾向にあった．

　既往歴：身体表現性障害にて50歳時より近医にて加療中であった．

　神経学的所見：中枢性嗅覚障害

　神経放射線学的所見：両側前頭葉眼下面に脳挫傷性変化を認める（図2）．

　神経心理学的所見：

　Wechsler Adult Intelligence Scale-Revised（WAIS-R）；言語性129，動作性127，全IQ132

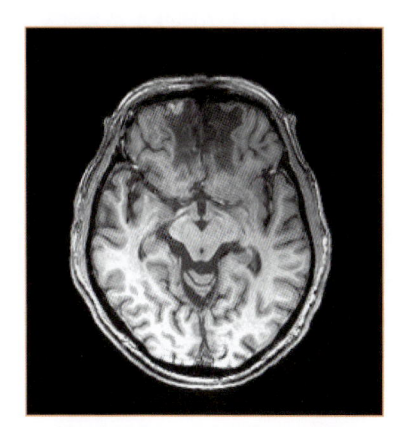

【図2】症例のT1強調MRI画像
両側眼窩面に挫傷性変化を認める．

Wechsler Memory Scale-Revised（WMS-R）；言語性94，視覚性94，一般的93，注意・集中力123，遅延再生97

Behavioral Assessment of Dysexecutive Syndrome（BADS）；108

特徴：外来場面で特徴的であった本人の発言をいくつか挙げる。

「すべてのことがおもしろくない」

「以前と違って，対人場面での緊張は減っている」

「職場では孤立しているように思うが，あまり気にならない」

苦悩感はまったく見せず，自らの感情の平板さを，時には苦笑いを浮かべて報告する等，自身の状態に対して他人事のように接していた。また，本来は苦手な対人場面については，事故後苦手意識は低下し，実際これまでであれば緊張してうまくできなかったような取材などの仕事をうまくこなしていた。

症例のまとめと考察：この症例では，感情の起伏がなくなるとともに，自らの症状に対しても無関心となるという症状が認められた。それまで興味を持ってやっていたことに対して興味が薄れると同時に，それまで苦手であったことに対しての苦手意識も低下していた。つまり，楽しいことへの情動反応も低下する一方で，嫌なことに対する情動反応さえもが低下していることがわかる。さらに加えて，患者は自らの症状に対して無関心で，情動的な反応はほとんどみせず，言動にはうつ病に特徴的な悲哀感はまったくなかった。また，うつ病の認知的症状，身体的症状である集中力の低下，睡眠や食欲の障害もまったく存在していなかった。以上のような特徴から，この症例は純粋なアパシーと考えられ，うつ状態は呈していないことがわかる。

まとめ

アパシー症状は，うつ病の診断基準の項目として含まれるため，両者の鑑別は臨床の場で問題となりやすい。しかしながら，アパシーとうつ状態を状態像として捉えた場合には，それぞれ異なった情動の側面の特徴を捉えた用語であり，自らの症状に対する情動反応の点でも区別しうるものと考えられる。DSM-IVが操作的診断という性格を持つために，アパシー症状が目立つ症例でも多くの場合はうつ状態という診断がなされうるが，この稿で詳述した症例のように，純粋なアパシー症候群として捉えるべき症例も存在すると考えておくことは，症例の理解や治療方針の決定において重要と考える。

文献

1) Wortzel, H.S., Oster, T.J., Anderson, C.A., et al. : Pathological laughing and crying : epidemiology, pathophysiology and treatment. CNS Drugs, 22 : 531-545, 2008.
2) Marin, R.S. : Differential diagnosis and classification of apathy. Am J Psychiatry, 147 : 22-30, 1990.
3) Apathy Evaluation Scale Guideline (www.dementia-assessment.com.au/symptoms/AES_Guidelines.pdf).
4) Levy, R., Dubois, B. : Apathy and the functional anatomy of the prefrontal cortex-basal ganglia circuits. Cereb Cortex, 16 : 916-928, 2006.
5) Flashman, L.A., McAllister, T.W. : Lack of awareness and its impact in traumatic brain injury. Neuro Rehabilitation, 17 : 285-296, 2002.
6) Robinson, R.G., Spalletta, G. : Poststroke depression : a review. Can J Psychiatry, 55 : 341-349, 2010.
7) Aben, I., Lodder, J., Honig, A., et al. : Focal or generalized vascular brain damage and vulnerability to depression after stroke :

a 1-year prospective follow-up study. Int Psychogeriatr, 18 : 19-35, 2006.
8) Carson, A.J., MacHale, S., Allen, K., et al. : Depression after stroke and lesion location : a systematic review. Lancet, 356 : 122-126, 2000.
9) Krishnan, K.R., Hays, J.C., Blazer, D.G. : MRI-defined vascular depression. Am J Psychiatry, 154 : 497-501, 1997.
10) Alexopoulos, G.S., Meyers, B.S., Young, R.C., et al. : 'Vascular depression' hypothesis. Arch Gen Psychiatry, 54 : 915-922, 1997.
11) 上田敬太, 村井俊哉：抑うつ・不安. 失語症と認知リハビリテーション（鹿島晴雄, 大東祥孝, 種村　純, 編）. 永井書店, 大阪, 2008.
12) Hama, S., Yamashita, H., Yamawaki, S., et al. : Post-stroke depression and apathy : Interactions between functional recovery, lesion location, and emotional response. Psychogeriatrics, 11 : 68-76, 2011.
13) 上田敬太, 村井俊哉：前頭葉機能の障害とその生活. 精神認知とOT, 3 : 366-370, 2006.

第Ⅱ章　注意障害・意欲障害の臨床

Klüver-Bucy 症候群

帝塚山学院大学人間科学部心理学科　深尾　憲二朗
京都大学大学院医学研究科脳病態生理学（精神医学）　村井　俊哉

ワンポイント・アドバイス
One-point Advice

　Klüver-Bucy症候群は，1930年代にKlüverとBucyによってマカクザルにおける両側側頭葉切除による人工的症候群として記載され，後にヒトにおいても種々の原因による両側側頭葉損傷・機能低下時に完全または不完全な形で出現することが確認された。その要素症状は①精神盲（視覚失認），②口部傾向，③変形過多（注意転導性の亢進），④情動の静穏化，⑤性欲の亢進・脱抑制，⑥食欲の亢進・食行動の変化である。これらの症状のうちいずれがより重要か，またすべての症状をひとつの根本的な機能の障害によって説明できるのかどうかについては長く議論されてきたが，現在では複数の機能障害の組み合わせであると考えられている。責任病巣は両側扁桃体の全体と考えられている。病因は，頭部外傷，脳梗塞，前頭側頭型認知症などの神経変性疾患，ヘルペス脳炎などの中枢感染症など様々であり，経過は，頭部外傷によるものでは一過性の場合もあるが，その他の病因によるものでは一般に予後が悪い。

Ⅰ．歴史的観察とその解釈

　Klüver-Bucy症候群（KBS）は，1930年代に比較心理学者Klüverと脳神経外科医Bucy（図1）によってマカクザル（rhesus monkey）における両側側頭葉切除による人工的症候群として記載され[1, 2]，後にヒトにおける側頭葉症候群として確立された。Brocaによる失語症の発見に始まる神

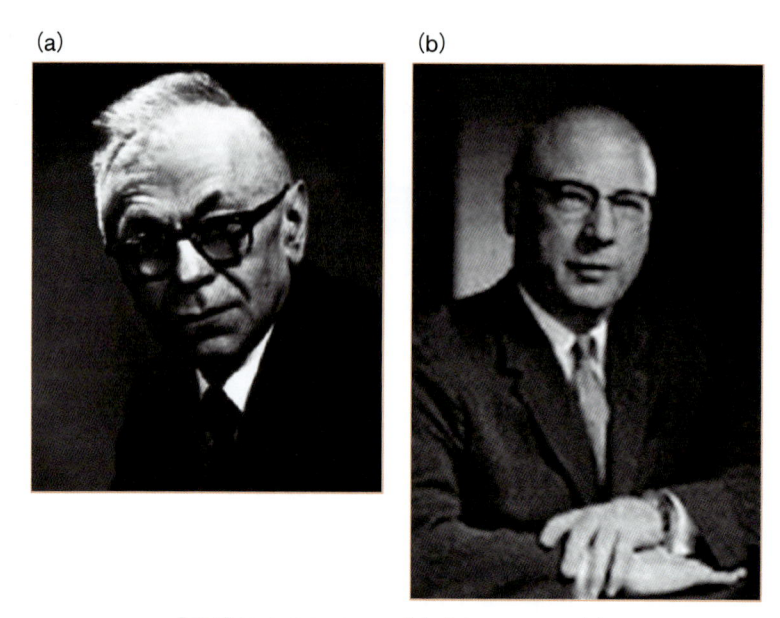

【図1】Heinrich Klüver (a) と Paul Bucy (b)

　経心理学の歴史の中では，言語を使えない動物（霊長類）の症候群がヒトに応用されたという異色の経歴を持つ症候群である。

　KlüverとBucyが当初に挙げた症候群の要素症状は，①精神盲（視覚失認），②強い口部傾向，③変形過多（注意転導性の亢進），④情動の静穏化（恐怖・怒りの消失），⑤性欲の亢進・脱抑制の5つであった[2]が，後に⑥食欲の亢進・食行動の変化を追加した[3]。これらの症状の重要性や相互関係については様々に議論されてきたが，ここでは基本的にKlüverとBucyの原著に従って解説する。

❶ 精神盲（視覚失認）

　KlüverとBucyが両側側頭葉切除動物（以下では被術動物と呼ぶ）における諸症状のうちでもっとも顕著なものと

見なしたのは，視覚による認知の障害であった．被術動物においては，明るさ・大きさ・形・位置についての視覚的弁別には障害がなく，視野欠損もないか，あったとしても同名四分の一盲でしかないにもかかわらず，目の前にある物の「意味」が一切失われているものと考えられた．この症状は視覚失認を意味すると考えられるが，当時は失認の概念がいまだ十分に確立されていなかったため，KlüverとBucyは視覚失認という用語を避け，Lissauer (1890) の用いた精神盲 (Seelenblindheit ; psychic blindness) という用語を採用した．

　被術動物は，視界に入ったあらゆる物に対して躊躇することなく接近し，それを掴んで口に持っていって，口と鼻によって調べた．この対象に対する態度の無差別さは極めて顕著であり，対象が大きいか小さいか，生物であるか無生物であるか，生きているか死んでいるか，食べられる物であるかそうでないか，動く物か動かない物か，静かな物か騒がしい物か，立体的な物か紙に描かれた絵かなどの違いについて，まったく変わらなかった．シャーと舌を出して威嚇する蛇のような，術前には回避反応を誘発した対象に対してさえ，同じように接近した．

　なお，被術動物は，同じ物を何回でも視界に入るたびに初めてのように取り上げて，口に入れて調べては，また吐き出して捨てることを繰り返した．ここには短期記憶の障害も関与している可能性があるように思われるが，KlüverとBucyはあくまで視覚認知の問題と見なしている．一方，後に続々と報告されたヒト臨床例では，相貌失認を含む視覚失認が明らかで，家族などの身近な人についての認知も障害されているが，それと同時に強い前向健忘・逆向健忘・見当識障害の存在も確認されている．

　またKlüverとBucyは，視覚だけでなく聴覚についての

失認もあることを示唆している。被術動物は，様々な音に対する運動反応からは，少なくとも粗大な聴覚障害はないと考えられたが，発声をまったくしなくなり，他のサルから攻撃されても，あるいは給餌の際に周りのサルたちが一斉に叫び声を上げていても，静かなままだったという。このことから，被術動物においては，他のサルの発する声の持つ社会的意味が失われているものと考えられ，聴覚失認と解された。これに対して，ヒト臨床例では失語を伴っていることが多いが，感覚失語とともに聴覚失認が確認された例もある[4]。

さらにKlüverとBucyは，触覚失認の存在の可能性も指摘している。被術動物は，視界に入った物を触ったり，掴んだり，弄んだりするだけでは決して満足せず，必ず口に入れたからである。触覚失認については，ヒト臨床例では注目されていない。

❷ 口部傾向

口部傾向（oral tendencies, hyperorality）とは，あらゆる物を口によって調べる傾向のことで，被術動物にはこの傾向が極めて強く現れたという。視界に入った物を，生物であろうが無生物であろうが無差別に掴み取って口に持ってゆき，唇で触れたり，舌で舐めたり，軽く噛んだりする。そして，食べられる物はそのまま飲み込み，食べられない物は吐き出してそのまま落とす。

口部傾向と呼んではいるが，被術動物は物を調べるのに口で感じる味覚だけでなく，鼻で感じる嗅覚も盛んに用いる。物に顔を直接近づけたり，物を手で鼻に持っていって匂いを嗅ぐのみならず，紙に書かれた絵を取ろうとして指で何度も擦った後にその指を嗅いだり，さらには遠すぎて手が届かずに触れられない物に対しても，そちらに向けた

指を鼻に持っていって嗅ぐ動作が見られたという。すなわち，嗅覚が実際に及ぶ範囲以上にそれに頼っているかのような行動を示したのである。

　KlüverとBucyは被術動物のうちの一頭において，両側側頭葉切除後に嗅索を切断したところ，それまでは認められていた物の匂いを嗅ぐ動作が認められなくなったが，口部傾向自体は持続したと記載している。そしてこの観察から，被術動物が物を調べるのに際して味覚と嗅覚に頼るのは，それらの経路が側頭葉切除によって，視覚と聴覚のように傷つけられていないからであろうとしている。

　このように，KlüverとBucyにとっては，口部傾向は単に食欲が極端に亢進していることを示すものではなく，また単に原始的な認知様式に退行していることを示すものでもなく，むしろ両側側頭葉切除によっても失われていない感覚モードによる環境認知の試みなのであった。

❸ 変形過多

　変形過多（Hypermetamorphose；hypermetamorphosis）という概念は，もともとはNeumann（1814～1884）によって1859年に提案され，Neumann独自の精神医学体系の中で定義されていたものである。すなわち，変形過多とは「感覚刺激が意識内容に変化する割合が過剰であるために，刺激性が強まって錯覚や狂躁を生じること」を意味し，その反対概念として「失変形（Ametamorphose）」があり，こちらは外界への関心を失って自閉的となり，昏迷に至るものとされていた。

　しかし，KlüverとBucyがこの用語を採用したのはNeumannによる記述から直接にではなく，彼の助手であったWernickeが著した精神医学教科書（1906年刊行）からであり，そこではこの用語の意味は，「あらゆる視覚刺

激に対して注意を向け，反応する過剰な傾向」という行動学的なものに変わっていた。さらにその後の研究者たちは，この用語を「視覚性注意の転導性の亢進」と同義とみなすようになった。

　KlüverとBucyは，被術動物が視界に入ったあらゆる物に，強制的に注意を引きつけられているようにみえるということを強調し，その様相を「強迫的な（compulsory）」「抵抗不能な（irresistible）」と表現している。さらに，注意を引きつけられるだけでなく，その物を手で掴んだり口で触れたりする行為の衝動を抑制しがたいようにみえると述べ，Wernickeの「変形過多的な行為の衝動（hypermetamorphic impulse of action）」という表現を参照している。Danek（2007）はKBSにおける変形過多のこのような強制的・行為誘発的な側面を重視し，現在の神経心理学の知見に照らして，強制把握，磁石反応，利用行動など，環境依存症候群としてまとめられる諸症状に関係づけるべきだとしている[5]。

❹ 情動の静穏化

　両側側頭葉の切除により，サルが極端におとなしくなり，またやたらに他のサルに接近するようになるということは，BrownとSchäfer（1888）によってすでに半世紀前に報告されていたが，KlüverとBucyの被術動物もやはり情動面で顕著な変化を示した。

　すなわち，術前は野生の攻撃的なサルであったものが，術後は怒りや恐怖をまったく示さなくなった。術前は実験者が檻に入れると，すぐさま実験者から離れて，安全そうな檻の隅に隠れようとしていた。それに対して術後は，檻に入れられても実験者から逃げようとせず，檻の中の物や他のサルに次々に接近し，触って確かめるようになった。

実験者が被術動物を跨いだり，撫でたり，持ち上げたりしてもまったく怒らず，また他のサルに攻撃され，噛まれても，相手に触ろうすることを繰り返した。したがって，この行動の変化は視覚失認と変形過多だけでは説明できず，情動的反応が変化していると考えられた。

野生のマカクザルは，自分が掴んだ物が食べられないとわかると，たいていの場合，すぐさまそれを口と手で引き裂いてしまうのに対して，被術動物は，次々に口に持っていく物が食べられないとわかっても，それをその場に落とすだけで，決して破壊しなかった。KlüverとBucyはこのことも攻撃性の欠如の現れと解釈している。

ときに被術動物が興奮を示すこともあったが，それは檻の中が掃除される時や，檻の傍をワゴンが通った時で，実験者が被術動物に箒やワゴンに触って調べさせると，直ちにおとなしくなった。そのため，興奮は新しく視界に入った物を調べたいという欲求のみによるものと考えられた。

KBSにおけるこのような情動の静穏化については，その後の動物実験の文献では「過度の馴化（tameness）」と表現されていたが，ヒト臨床例の記述にはふさわしくない用語であるため，アパシー，受動性（passivity）など様々な表現がなされてきており，近年は「静穏（placidity）」と表現されることが多くなっている。しかし，まさしく「ペットのような従順さ」と表現している報告もある[4]。

❺ 性欲の亢進・脱抑制

被術動物には明らかに性欲の亢進が認められた。オスの被術動物の檻にメスのサルを入れると，ほとんど間断なく頻回に交尾を繰り返した。また，オスの被術動物を2匹同じ檻に入れておくと，オス同士で交尾行動（マウンティング）を繰り返したり，互いに手で性器を刺激し合ったりと

いう同性愛行動が果てしなく続いた。また、そのような同性愛行動の中で、互いに相手の耳や肢や尾を噛んで、ときに怪我をすることはあっても、決して暴力は認められなかった。

後述するように、ヒト臨床例でも性欲の亢進・脱抑制は顕著に認められ、頻繁な自慰と同性愛行動が記述されている報告が多い。

KlüverとBucyの報告では、メスの被術動物の性行動の変化には触れられていないが、ヒト臨床例では、女性でも性欲の亢進・脱抑制[6]あるいは同性愛傾向[4]が認められたという報告がなされている。また、一時的に攻撃性と性的逸脱行動が出現した脳炎の女性例において、性的逸脱行動が認められている間は攻撃性が低下して従順となり、それが収まると再び攻撃性が増大したと報告されており[6]、情動の変化と性行動の関係を窺わせる。

ヒト臨床例における性行動の変化の内容については、Aichner（1984）によって分析された42例のうち、34例（80.1％）で自慰を伴う自体愛（autosexuality）、5例で自体愛と異性愛、2例で同性愛、1例で異性愛と同性愛が認められたとされている[7]。この統計によれば、必ずしも同性愛が多いわけではないことになる。

⑥ 食欲の亢進・食行動の変化

KlüverとBucyの初期の報告では、被術動物の食欲の亢進については指摘されていなかった[1,2]が、後になってKlüverは食欲の亢進と食行動の変化を報告している[3]。ヒト臨床例でも食欲の亢進が明らかに認められたという報告が多い。視界に入った物を、何でも次々に口に入れて調べ、食べられる物はそのまま食べ、食べられない物は吐き出すという被術動物の行動には、変形過多と口部傾向に加えて、

食欲の亢進の影響があったものと考えられる。

またKlüverは，両側側頭葉を切除されたサルは，正常なサルが決して食べない肉を多量に食べたと報告している[3]。この肉食という食行動の変化については，後にAggletonら（1981）が扁桃体を全摘された動物について確認している[8]。ただし，Aggletonらの被術動物は肉だけでなく糞も食べたと報告されているのに対して，KlüverとBucyの報告では，糞はたびたび口に入れて噛んだものの，いつも吐き出したとされている。

一方，ヒトの例では極めて著しい食行動の変化，すなわち異食が多く認められている。異食の具体例としては，トイレットペーパー，プラスチック製のパンの包装，ティーバッグ，インク，滑り止めの粉，靴磨き，洗剤，鉢植えの土，そして食糞が含まれる[4, 6, 9]。

7 全身の奇異な運動

KlüverとBucyの初期の報告には，被術動物が放置されると，通常とは異なる奇異な姿勢や肢位を次々にとって動き回ることが記載されており，この行動について「四肢のふざけ症（Witzelsucht）」と表現されている。この現象がKBSの一部を成すのかどうかについては研究者によって見解が分かれるが，ヒト臨床例でも奇異な動作が認められた例が報告されている[4, 9]。Marloweらの症例（1975）では，両手の小指の先を合わせることを繰り返す奇異な行動がみられたほかに，他人の動作を長時間にわたって模倣する行動がみられたという。これは前述の環境依存症候群との関係を示唆する所見と考えられる。

以上のように，KlüverとBucyが報告したKBSの6つあるいは7つの要素症状は互いに関係し合っており，完全に

> **KeyWord**
> *ふざけ症
> (Witzelsucht)
> 上機嫌で軽口，語呂合わせ，くだらない冗談を言う傾向。

分離することは困難であるが、逆にひとつの基本的な障害からすべての症状を説明することもまた困難であり、現在でもほぼKlüverとBucyの提案したままの形で使用されている。

一方、KBSの責任部位としては、マカクザルを用いた精密な破壊実験により、両側扁桃体、それも扁桃体内の特定の核ではなく全体と考えられている[8]。ヒト臨床例においても、Pick病でKBSを示した症例は、すべて神経病理所見において両側扁桃体の全体が変性していたと報告されている[10]。

Ⅱ. ヒトにおける観察

❶ TerzianとDalle Oreの症例

ヒトにおけるKBSを最初に報告したのは、精神神経科医Terzianと脳神経外科医Dalle Oreで、1955年のことであった[11]。その症例は初診時19歳の側頭葉てんかん患者で、精神運動発作（複雑部分発作）と大発作があり、発作後もうろう状態において激しい攻撃性と自己破壊性を示していた。右不全麻痺が認められ、脳波上は左側頭部優位のてんかん性異常を示していたことから、左側頭葉の切除術が施行された。ところが、術後数日で精神運動発作が再発し、精神状態は変わらず非常に攻撃的であり、医師や看護師を脅かすことが続いたため、19日後に2回目の手術が行われ、右側頭葉が切除された。この処置については現在の知見からは疑問が持たれるが、この時期には精神病患者の脳外科的治療、いわゆる「精神外科」が世界的に多く試みられていたことが時代的背景になっていると考えられる。

2回目の手術後には著しい行動変化が現れた。あらゆる情動がなくなったようにみえ、攻撃性は一切なくなって、

> **KeyWord**
> *精神外科
> （psychosurgery）
> 1950〜1960年代に多く試みられた、精神疾患に対する脳外科的治療。

いつも無表情で穏やかな状態となった。他人についての認知がまったくできなくなり，家族と病院スタッフを区別できず，誰に対しても同じ態度を示した。強い健忘が認められ，しかも前向健忘のみならず，逆向健忘も著しく，過去についての質問に一切答えられなかった。食欲が非常に亢進しており，いくら食べてもすぐにまた食事を要求した。性欲も亢進して露出症的となり，しかももともとは異性愛であったのに，同性（男性）に対してのみ性的接近を繰り返すようになった。

　発話内容は極めて貧困となり，食事の要求と帰宅の要求，および同性愛的な性行動の要求を単調に繰り返すだけとなった。TerzianとDalle Oreは「どんな種類の失語の徴候もなかった」と記述しているが，これは運動失語がなかったという意味らしく，失読・失書および頻繁な言い間違いがあったことが記述されているので，失語はあったものと考えられる。

　本症例においては，口部傾向はまったく認められなかった。視界に入る物を次々と取り上げて調べるが，口には持っていかなかったという。本症例における側頭葉の切除範囲は，両側ともKlüverとBucyの被術動物と同じ下吻合静脈（Labbéの静脈）より前方であった。それにもかかわらず，口部傾向が出現しなかったことは，後のヒト臨床例で口部傾向が多く認められていることに照らしても理解が難しい。

　なお，本症例のてんかん発作については，2回目の手術後2ヵ月間は抑制されていたが，その後大発作が再発し，出現頻度も術前と同じに戻ったが，精神運動発作は再発しなかったという。

❷ ヒト臨床例におけるKlüver-Bucy症候群

　前述のように，TerzianとDalle Oreの両側側頭葉切除

症例は，口部傾向が認められなかったので，KBSとしては不完全であった。その後，側頭葉切除症例以外に自然発症例がいくつか報告されたが，いずれもやはり不完全型であった。ヒトにおける完全型のKBSの最初の報告は，1975年のMarloweらによるものである[9]。彼らの症例は，情動の静穏化・平坦化，相貌失認を含む視覚失認，注意散漫，口部傾向，食欲の亢進，性的傾向の変化，奇異な動作のすべてを示したのに加えて，失語と健忘を示した。病因はおそらくヘルペスウイルス感染による壊死性脳炎であり，核医学検査で左側頭葉の取り込み増加，脳波で左側頭部の低電位，気脳写で左優位の両側側脳室下角拡大が確認されている。

1980年代以降は，CT，MRI，SPECT，PETなどの構造・機能画像技術の発達によって，KBSの部分症状を示し，両側側頭葉の萎縮・機能低下が証明された症例報告が続々と現れた（例えばOzawaら）[12]。しかし，Marloweらの症例のように，KBSの要素症状のすべてを認める完全型の症例は少なく，大多数の報告は不完全型である。

Lillyら（1983）はKBSの6つの要素症状である視覚失認，口部傾向，変形過多，情動の静穏化，性活動の変化，食習慣の変化のうち3つ以上を持つ自験例を12例（Pick病5例，脳炎4例，頭部外傷2例，Alzheimer病1例）挙げ，各症例についてこれらの症状の有無を調べた。その結果，全例に認められたのは情動の静穏化，口部傾向および（2例について評価されていないが）食習慣の変化であった。また失語が12例中11例にみられ，認知症が9例，健忘が7例，てんかん発作が3例にみられた[4]。

Aichner（1984）は古典的な6症状に健忘を加えた7つのうちの複数の症状を持つ53例（5歳～56歳；男性33例/女性20例；頭部外傷47例，脳炎2例，くも膜下出血2例，

低酸素脳症2例）について要素症状の有無を調べた。その結果は，多かった順に，口部傾向が52例（98.1％），性欲の亢進が42例（79.2％），変形過多が41例（77.3％），健忘が41例（77.3％），情動の静穏化が39例（73.6％），視覚失認が22例（41.5％），食欲の亢進が15例（28.3％）において認められた。また14例には攻撃性が認められ，そのうち静穏さと攻撃性の両方が認められる例が8例であった[7]。

各要素症状の出現頻度についてのLillyらの結果とAichnerの結果は，口部傾向がもっとも多いこと以外はかなり異なっているが，これはおそらく病因の構成の違いによるものであろう。いずれにしても，KlüverとBucyの原著における考えとは異なり，視覚失認は口部傾向の前提条件ではないようである。

Aichnerは失語については調べていないが，Lillyらのデータにみられるように，ヒト臨床例においては失語がほとんど必発であり，またLillyらのデータとAichnerのデータの両方においてみられるように，健忘の併発もかなり多い。KBSの古典的要素症状に失語と健忘が含まれていないのは，動物における人工的症候群であったためだと考えられるので，臨床上はこれらを要素症状に加えるのが妥当であるように思われる。いずれにせよ，KBSは比較的稀な症候群である一方，局在徴候としての意義は確立しているので，完全型にこだわることにはあまり意味がなく，古典的な6症状のうち3つ以上が存在していればKBSと診断するのが実用的であろう。

❸ 病因と経過

これまでに報告されたKBSの臨床例の病因は，両側側頭葉切除例，ウイルス性脳炎，脳梗塞，頭部外傷後遺症，Pick病，Alzheimer病，Huntington病，副腎白質ジストロ

フィー，急性播種性脳脊髄炎（ADEM），放射線照射後脳症，全身性エリテマトーデス（SLE），低酸素脳症，低血糖，トキソプラズマ感染症，Reye症候群など極めて多様であり，脳を侵す疾患ならほとんど何でも原因になりうると考えてよさそうである。

病因による各要素症状の出現頻度の差については知られていないが，前述のLillyらのデータとAichnerのデータの比較からは，頭部外傷後遺症によるKBSでは性欲の亢進に比べて食欲の亢進が少ないことが示唆される。

発症年齢は幼児から高齢者まで幅広く，性別による発症頻度の差も明らかでない[7]。

KBSの経過については，頭部外傷後遺症による例のみが良好な予後を示し，他の疾患による例は一般に予後が悪いことが知られている。Aichnerは53例（うち47例が頭部外傷後遺症）の経過を相性と非相性に区別し，相性経過をとるのは頭部外傷を病因とする例だけだったとしている。またこの区別に年齢差はなかったが，性差があり，男性に多かったとしている[7]。脳炎後遺症では，KBSの病像が固定することは稀であるが，視覚失認・失語・健忘は多かれ少なかれ残存し，情動障害を伴った欠陥状態となる場合が多い[4]。

またKBSは変性型認知症の経過において一過性に出現することがあり，特にPick病を含む前頭側頭型認知症において比較的多く認められる[10]。歴史的には，1973年にGasconとGillesが20代の脳炎後遺症の患者における健忘症候群とKBSの併発を報告し，そのような症例を，当時は「知性」の低下によって特徴づけられていた皮質性痴呆と対照させる意味で，「辺縁系痴呆（limbic dementia）」と呼んだのであった[13]。しかし，その後の痴呆（認知症）研究の進展により，健忘症候群は海馬の萎縮が先行する

Alzheimer型認知症の，KBSは扁桃体の萎縮が先行する前頭側頭型認知症の，それぞれ特徴的な症候群と見なされるようになっている。

近年では傍腫瘍症候群を含む自己免疫性辺縁系脳炎への注目が集まっているので，今後この疾患を原因とするKBSの診断率が高まる可能性がある。

> **KeyWord**
> *傍腫瘍症候群
> (paraneoplastic syndrome)
> 肺癌などの悪性腫瘍に伴って，自己免疫性機序によって辺縁系脳炎などの遠隔症状が出現する病態。

Ⅲ．KBSと側頭葉てんかん

1 発作後KBS

前述したTerzianとDalle Oreの症例報告（1955），そしてScovilleとMilnerの症例H.M.の報告（1954/1957）が広く知られて以来，側頭葉てんかんの外科的治療として両側側頭葉切除が行われることはなくなった。しかし，その後も側頭葉てんかんにおけるKBSの報告は続いている。その大きな理由は，てんかん発作の後遺症としての一過性の欠落症状が注目されるようになったため，側頭葉発作の後遺症として一過性のKBS（発作後KBS）が出現することが認識されるようになったことである。すなわち，側頭葉発作は一側（病側）側頭葉に由来し，複雑部分発作や二次性全般化発作においてはそこから両側に波及するので，発作後の一過性欠落症状は病側だけでなく健側の側頭葉にも及ぶことがあり，その場合に発作後KBSが出現しうる。

もともと発作後KBSを持っていなかった症例において，一側側頭葉切除後に発作が抑制されず，発作後KBSが出現するようになった例が報告されており[14]，これはおそらく切除側のほうが機能的に健全であったと考えられ，それがなくなってしまったために，術後に一過性の両側側頭葉欠落症状が起こるようになったものと解釈できる。一方，もともと発作間欠時にKBSを持っていた症例において，

一側側頭葉切除後に発作が抑制されるとともにKBSが消失したという症例の報告もある[15]。この場合は，病側側頭葉由来のてんかん性活動が，健側側頭葉の機能を阻害して，両側側頭葉欠落症状を起こしていたものと解釈されうるが，これは古い報告であり，機能画像による裏付けのある同様の症例の報告が待たれる。このように，側頭葉てんかんとKBSの関係は様々で，単純ではない。

❷ Gastaut-Geschwind症候群

古くからてんかん患者には特異な性格傾向があるとされ，「てんかん性格」あるいは「てんかん性性格変化」と呼ばれてきた。その内容としては，「鈍重で，些事に拘泥し，頑固で融通が利かず，意に沿わないことがあると爆発的に怒る」というかなり否定的な特徴づけがなされることが多いが，「真面目で几帳面である」という肯定的な特徴づけや，「感情が激しく，ときに狂信的である」という見方もある。中でも「粘着性（viscosity）」と呼ばれる，ひとつのことに延々と拘り続け，周囲の人を辟易させる特徴がよく知られている。この「てんかん性性格変化」について神経心理学的な解釈を与えたのが「辺縁系てんかん人格症候群」あるいはGastaut-Geschwind症候群（GGS）の概念であり，GGSの概念はKBSを基盤としている。

Gastaut（1956）は，「てんかん性性格変化」と呼ばれているところの認知・行動特性の多くは，側頭葉てんかんにおいて側頭葉の機能が過剰に活性化されていることから，側頭葉欠落症状としてのKBSの「裏返し」の症状を呈しているものとして解釈できることを提起した[16]。すなわち，KBSにおける①口部傾向すなわち認知的欠損，②無関心すなわち情動性の低下，③変形過多すなわち注意転導性の亢進，④性的活動の増加に対応して，側頭葉てんかん患者

【表1】Klüver-Bucy症候群とGastaut-Geschwind症候群の対比

Klüver-Bucy症候群	Gastaut-Geschwind症候群
①口部傾向：認知的欠損	①認知の強化
②無関心：情動性の低下	②情動性の増強
③変形過多：注意転導性の亢進	③粘着性：注意転導性の低下
④性的活動の増加	④性的活動の低下

には①認知の強化，②情動性の増強，③粘着性すなわち注意転導性の低下，④性的活動の低下が現れるというのである（表1）。

その後，側頭葉てんかんの主な責任部位が扁桃体・海馬という辺縁系の諸構造であることが認識されるようになってから，Geschwindら（1975）がGastautの説を取り上げて修正した[17]。すなわち，側頭葉（辺縁系）てんかんにおいては，Gastautが考えたように側頭葉皮質の機能が過剰になっているというよりは，側頭葉皮質に局在する視覚・聴覚の高次感覚皮質と情動を担う辺縁系諸構造の結合が過剰になっているのだと考えた。そしてGeschwindの弟子であるBear（1979）がこの説を「感覚皮質-辺縁系過剰結合症候群（sensory-limbic hyperconnection syndrome）」として定式化した[18]。

このKBS/GGS二症候群対照説については，側頭葉てんかんにおいては認知機能は必ずしも高まっておらず，むしろ低下している証拠が多くあることや，「粘着性」を注意の転導性の障害と見なすことの妥当性についてなど，疑問点も少なくないが，GGS＝感覚皮質-辺縁系過剰結合症候群という概念にはかなりの説得力があり，今後の検証が待たれる。

文 献

1) Klüver, H., Bucy, P.C. : "Psychic blindness" and other symptoms following bilateral temporal lobectomy in rhesus monkeys. Am J Physiol, 119 : 352-353, 1937.
2) Klüver, H., Bucy, P. : Preliminary analysis of function of the temporal lobe in monkeys. Archives of Neurology and Psychiatry, 42 : 979-1000, 1939.
3) Klüver, H. : Functional differences between the occipital and temporal lobes. In : Cerebral mechanisms in behavior : the Hixon symposium (ed Jeffrees, L.A.). John Wiley and Sons, New York, pp.147-182, 1951.
4) Lilly, R., Cummings, J., Benson, F., et al. : The human Klüver-Bucy syndrome. Neurology, 33 : 1141-1145, 1983.
5) Danek, A. : „Hypermetamorphosis" : Eine Hinterlassenschaft des Breslauer Psychiaters Heinrich Neumann. ["Hypermetamorphosis". Heinrich Neumann's (1814-1884) legacy.] Nervenarzt, 78 : 342-346, 2007.
6) Shraberg, D., Weisberg, L. : The Klüver-Bucy syndrome in man. J Nerv Ment Dis, 166 : 130-134, 1978.
7) Aichner, F. : Die Phänomenologie des nach Klüver und Bucy bennanten Syndroms beim Menschen. [Phenomenology of the Klüver-Bucy syndrome.] Fortschr Neurol Psychiatr, 52 : 375-397, 1984.
8) Aggleton, J.P., Passingham, R.E. : Syndrome produced by lesions of the amygdala in monkeys (Macaca mulatta). Journal of Comparative and Physiological Psychology, 95 : 961-977, 1981.
9) Marlowe, W.B., Mancall, E.L., Thomas, J.J. : Complete Klüver-Bucy syndrome in man. Cortex, 11 : 53-59, 1975.
10) Cummings, J.L., Duchen, L.W. : Klüver-Bucy syndrome in Pick's disease : clinical and pathologic correlations. Neurology, 31 : 1415-1422, 1981.
11) Terzian, H., Dalle Ore, G. : Syndrome of Klüver and Bucy reproduced in man by bilateral removal of the temporal lobes. Neurology, 5 : 373-380, 1955.
12) Ozawa, H., Sasaki, M., Sugai, K., et al. : Single-photon emission

CT and MR findings in Klüver-Bucy syndrome after Reye syndrome. Am J Neuroradiol, 18 : 540-542, 1997.
13) Gascon, G.G., Gilles, F. : Limbic dementia. J Neurol Neurosurg Psychiatry, 36 : 421-430, 1973.
14) Anson, J.A., Kuhlman, D.T. : Post-ictal Klüver-Bucy syndrome after temporal lobectomy. J Neurol Neurosurg Psychiatry, 56 : 311-313, 1993.
15) Liddel, D.W., Northfield, D.W.C. : The effect of temporal lobectomy upon two cases of an unusual form of mental deficiency. J Neurol Neurosurg Psychiatry, 17 : 267-275, 1954.
16) Gastaut, H. : Étude électroclinique des episodes psychotiques survenant en dehors des crises cliniques chez les épileptiques. Rev Neurol, 94 : 587-594, 1956.
17) Waxman, S.G., Geschwind, N. : The interictal behavior syndrome of temporal lobe epilepsy. Arch Gen Psychiatry, 32 : 1580-1586, 1975.
18) Bear, D.M. : Temporal lobe epilepsy : A syndrome of sensory-limbic hyperconnection. Cortex, 15 : 357-384, 1979.

第Ⅱ章 注意障害・意欲障害の臨床

脱抑制症候群

慶應義塾大学医学部精神・神経科学教室　三村　將

ワンポイント・アドバイス
One-point Advice

　脱抑制（disinhibition）とは，外界に対して何らかの反応を行う際，衝動や感情を適切に方向づけたり，コントロールしたりできない状態を指す。不適切な脱抑制行動が前景となる臨床像を脱抑制症候群と呼び，その神経基盤としては前頭葉眼窩部が重視されている。脱抑制は症候学的に運動・行為障害レベル，認知・遂行機能障害レベル，人格・情動障害レベルの3つの機能水準に分類できる。これらを生じる様々な病因，特に前頭側頭型認知症について，臨床的特徴を概説した。脱抑制症候群では，しばしば顕著な社会的行動障害を呈していても，神経心理学的検査で異常を指摘できない場合がある。この問題を検出する代表的な検査法として，アイオワ・ギャンブリング課題，逆転学習・消去，失言課題を紹介した。脱抑制行動は臨床的にしばしばもっとも難渋する問題であるが，向精神薬による薬物療法の効果はまだ十分なエビデンスが得られておらず，心理・社会的介入によるアプローチが重要である。

はじめに─脱抑制とは─

　脱抑制（disinhibition）とは，自己の置かれた状況に対して何らかの反応を行う際，衝動（エネルギー）や感情を適切に方向づけたり，コントロールしたりすることができない状態を指す。脱抑制に基づく不適切な行動を脱抑制行動と呼ぶ。例えば飲酒の席で隣の人にセクハラ行為をする，普段は言わないようなことを言う，あげくに飲酒運転をす

> **KeyWord**
> ＊脱抑制
> （disinhibition）
> 外界に対して反応を行う際，衝動や感情を適切にコントロールできない状態。

【表1】脱抑制と関連する諸症状

- 泣き叫び
- 多幸感
- 言語的攻撃性
- 他者および物に対する身体的攻撃性
- 自己破壊的行動
- 性的脱抑制
- 運動性焦燥
- でしゃばり, じゃま
- 衝動性
- 徘徊

るといった事例は脱抑制行動として捉えられる。脱抑制を示す患者は環境からの外的刺激に対して衝動的に反応したり（衝動性 impulsivenessの亢進），自己の内的欲求をコントロールすることができず，自己中心的な行動をとったりする。

国際老年精神医学会（International Psychogeriatric Association : IPA）のBehavioral and Psychological Symptoms of Dementia（BPSD）Educational Pack[1]の中では，脱抑制症候群（disinhibition syndrome）として取り上げられている。脱抑制症候群の患者は衝動的かつ不適切に行動する。容易に注意が散漫になり，情動不安定で，病識が乏しく，判断力が低下している。以前のような社会的行動レベルを維持できない。脱抑制と関連して認められる症状としては表1の諸症状が記載されている。脱抑制に基づく感情の爆発，攻撃性，衝動性はときに暴力行為を誘発する。また，万引き，ギャンブル，衝動買い，その他の抑制のきかない行動は経済的，社会的問題を招く。適切な判断ができないと，交通事故を起こしたり，アルコールや薬物の過剰摂取を招いたりする。

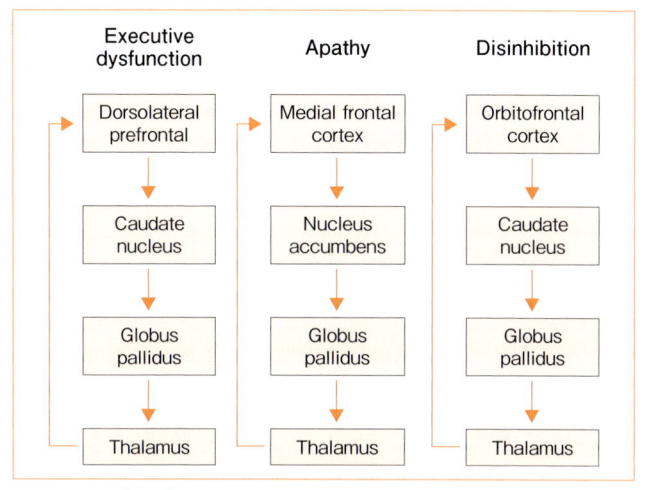

Executive dysfunction	Apathy	Disinhibition
Dorsolateral prefrontal	Medial frontal cortex	Orbitofrontal cortex
↓	↓	↓
Caudate nucleus	Nucleus accumbens	Caudate nucleus
↓	↓	↓
Globus pallidus	Globus pallidus	Globus pallidus
↓	↓	↓
Thalamus	Thalamus	Thalamus

【図1】3つの前頭葉―皮質下ネットワーク

I. 脱抑制の神経基盤

　前頭葉―皮質下回路は大きく前頭前野に端を発する3つの行動的関連を持つ経路に分けると理解しやすい。すなわち、「遂行」機能（反応を促進する情報処理機構）を仲介する背外側回路，動機づけのメカニズムと関連した前帯状回路，そして内側および外側領域を含む眼窩回路である[2〜5]（図1）。

　したがって，本書の中心的テーマである発動性・意欲の問題，あるいはその病的状態とみなされるアパシーについては主として前帯状回路の役割が大きく，一方で衝動のコントロールあるいはその病的状態とみなされる脱抑制については主として眼窩回路の役割が大きいと考えられる。しかし，容易に想像されるように，前頭葉は他の大脳皮質，基底核，辺縁系，脳幹網様体などと複雑な線維連絡を有しており，上記の3つの回路はクリアカットに分けられるものではなく，相互連絡を有すると考えるべきである。さら

に，頭部外傷や脳血管障害といった局在性の前頭葉損傷であっても，これらの3回路のいずれかを選択的に傷害するわけではない。したがって，臨床的にはアパシーと脱抑制が共存することもまれではない。

前頭葉眼窩部 (orbitofrontal cortex：OFC) は，視床の背内側部にある内側の巨大細胞核から投射を受ける領域として定義されている[6]。OFCは情動や報酬系において大きな役割を果たしており，感覚情報の統合，強化子 (reinforcer) の感情価 (affective value) の表現，意思決定や期待に関連し[7]，報酬と罰に対する感受性に関連した行動計画を制御していると考えられている[8]。大規模な脳機能イメージング研究のメタアナリシスにより，OFCの内側部は強化子の報酬価値のモニタリング，学習，記憶に関係し，外側部は罰の評価に関係することで，現在行っている行動に変化を引き起こすことが示されている[9]。ヒトのOFCは主観的な快楽性の経験を仲介しているという証拠もある。これらのことからOFCの損傷や機能障害が脱抑制行動につながることは十分理解できる。

> **KeyWord**
> *前頭葉眼窩部
> (orbitofrontal cortex)
> 前頭前野の腹側（下方）に位置し，情動や報酬系，意思決定と関連している。

Ⅱ．脱抑制の症候学的分類

脱抑制は症候学的にいくつかの機能水準に分類することが可能である。

❶ 運動・行為障害レベル

前頭葉損傷においては，行為遂行の抑制の異常による様々な運動面での脱抑制症状が出現する。これには把握反射，本態性把握反応，他人の手徴候，運動保続，反響現象，利用行動が挙げられる。保続 (perseveration) については，以前より抑制障害説と代替説の2つがある。すなわち，本

来Aという行為をすべき場面で，その前に行ったBという行為が出現してしまう場合，これはBという過去の不適切な行為を抑制できないために生じるのか，あるいはAという行為を適切に行えないために結果としてその前のBという不適切行為が現前してくるのか，現象面だけでは区別できない。一般的には，抑制障害説のほうが多くの保続現象を説明しやすい。

❷ 認知・遂行機能障害レベル

複雑な問題解決場面において，保続的な反応を示し，遂行困難となる。この問題は様々な神経心理学的検査場面で出現するが，特にウィスコンシンカード分類検査，ストループ課題，Go-No Go課題といったいわゆる前頭葉機能検査の場面でもっとも典型的に示される。逆に，通常の知能検査，記憶検査，注意検査などでは成績低下がみられないこともまれではない。抑制障害を評価しうる比較的特異的な神経心理学的課題については後述する。

❸ 人格・情動障害レベル

情動の制御が困難となり，社会的行動障害，意思決定の障害が出現する。しばしば易刺激的な人格変化に特徴づけられ，OFC損傷のプロトタイプともいえるPhineas Gageで典型的にみられた不遜，きまぐれ，責任感の欠如といった人格変化を認める。例えば，悪態をつく，社会的場面での対話や共感の欠如，浪費，賭博への衝動，アルコール・タバコ・薬物の過剰摂取，性的異常行動などが生じる。

脱抑制があると，思ったことをそのまま言ったり，行動したりするため，相手を傷つけたり，気分を害したりしてしまうことがあり，集団のなかで適応した生活を送ることが難しくなる[10]。この点については，衝動コントロールの

問題と，自分の言動を相手がどう思うかを理解できない問題とが複合的に関与している。また，適切な意思決定ができなくなり，目先の報酬に引きずられてしまう。一面でアパシー，発動性低下もみられ，何ごとに対しても無気力・無関心となることがある。

Ⅲ．脱抑制を呈する精神神経疾患

❶ 非特異的脱抑制と特異的脱抑制

　脱抑制症状は大きく，他の認知機能障害や精神症状を伴って非特異的に生じる場合と，他の症状や問題を欠き（ないし目立たず），特異的に生じる場合とに分けることができる。前者の場合，まず，せん妄やもうろう状態，あるいは軽度の意識混濁（acute confusional state）を背景として生じる場合と，意識障害を認めず，脳の広汎な損傷や局在性損傷により全般的知能，注意，記憶，遂行機能障害といった高次脳機能障害と併存する形で生じる場合とがある。

　後者の特異的脱抑制の場合，脱抑制症状のみが前景に立つ。通常はOFCの局在損傷や機能障害を認めることが多く，その意味ではOFCが障害される病態は脱抑制症状を生じうる。これらの疾患には，頻度の高い頭部外傷（脳挫傷）と脳血管障害以外に，脳腫瘍（およびその治療後），ヘルペス・非ヘルペス脳炎，代謝性脳症，無酸素脳症後遺症，低血糖後遺症，薬剤性（覚せい剤などの依存性薬物やアルコールを含む）などが挙げられる。

❷ 認知症性疾患

　認知症性疾患の中で脱抑制が前景に立つ病態は前頭側頭型認知症（frontotemporal dementia：FTD），特に近年ではbehavioral variant FTD（bvFTD）と呼ばれるタイプである。

bvFTDの脱抑制行動にはOFCの変性が重要であるが，最近のMRI研究では，右側の側坐核，上側頭皮質，内側側頭葉構造物の萎縮との関連性も指摘されている[11]。脱抑制症状は初期からみられ，もっとも目立つ中心となる症状である[12, 13]。bvFTDにおける脱抑制行動は日常生活の様々な場面で出現し，その内容もマナー違反，エチケット違反といった問題から法律に触れるような問題まで広い範囲にわたる。診察場面でも，言わないでもいいような失礼な発言や，突然立ち上がって出て行ってしまう「立ち去り行動」，机上に置いてある自分のカルテを無許可で取り上げるといった礼儀知らずの態度はしばしばみられる。しないでいいようなことをしたり，言わないでいいようなことを言ったりするという意味では，これらは脱抑制行動として捉えられるが，反対に，何もしない，無視するといった場合には，拒絶，緘黙，考え無精などとして捉えられる。いずれにしてもこれらは対人関係場面での社会性の障害としてまとめることができる。介護の場面では，性的逸脱行動や盗食，過食などが問題となる。

　反社会的行動，違法行為としては，万引きや軽微な窃盗，無断侵入，無断借用，交通ルール違反などがよくみられる。これらは通常，本人の洞察を欠き，理由を尋ねてもたいてい要領を得ず，しばしば追及されてもケロッとしていることが多い。これらの脱抑制行動は，FTDの病勢が進行するにつれ，徐々に発動性低下，無為に傾いていくため，やがて問題行動としては目立たなくなってくるのが通例である。

　bvFTDにおいて，脱抑制と関連して高頻度にみられる問題として，常同行動（stereotype behavior）が挙げられる[14]。常同行動とは特定の行為，行動を繰り返す状態を指し，病的繰り返し行動（現象）とも呼ばれる。繰り返し手を叩く，もみ手をするといった単純な運動を繰り返す症状から，

→ KeyWord
＊常同行動
(stereotype behavior)
特定の行為，行動を繰り返す状態を指し，病的繰り返し行動（現象）ともいう。

「いつも同じ服を着たがる」「デイルームで必ず決まった椅子に座ろうとする」といった比較的まとまった行動まで幅広い。代表的な常同行動としては，毎日決まったコースを散歩して回る行動（周回行動，roaming），決まった時間に決まった行動をとる（時刻表的生活），同じことを繰り返し話す（滞続言語，オルゴール時計症状），同じ物を食べ続ける（常同的食行動異常）[15]といった異常行動が挙げられる。

　認知症性疾患の脱抑制症状については，FTDでもっとも目立つのは間違いないが，他の認知症でどの程度みられるのかは明確ではない。この点を難しくしているひとつの問題として，多幸感や軽躁などの気分の変化，不安や焦燥，あるいは徘徊・多動といった行動過剰の状態を脱抑制に含めるか否かで大きく有症率が変わってくると推測される。過去の報告では大なり小なりこれらの随伴精神症状も脱抑制にカウントされている印象で，それらを含めると少なくとも血管性認知症，Lewy小体型認知症，Alzheimer病などでもそれなりに脱抑制を認めることになる。Neuropsychiatric Inventory (NPI) を用いて評価したAlzheimer病のBPSDに関する因子分析結果からは，5つの独立した精神神経症候群が抽出されている[16]。このうちもっとも顕著なのはアパシー症候群であるが，他に感情症候群（不安と抑うつ），精神運動症候群（焦燥，いらいら，反復運動），精神病症候群（妄想と幻覚），そして躁状態症候群（脱抑制と多幸）が挙げられている。また，Alzheimer病の脱抑制について，脱抑制スケールを用いて因子分析した結果からは，異常運動，軽躁，病識欠如と自己中心的態度，そして身だしなみに無頓着の4因子が抽出されている[17]。

　しかし，Alzheimer病のような後方病変を主体とする疾患では，脱抑制は通常，病期が進行するまでは目立たない。

したがって，脱抑制症状を適切に把握することは認知症の鑑別診断において重要であるといえる．

Ⅳ．脱抑制を評価する検査

❶ アイオワ・ギャンブリング課題（Iowa gambling task：IGT）[8]

IGTは現在，OFCの機能を計測する課題，あるいは現実場面における意思決定（decision making）を模倣した課題として，認知心理学・神経科学領域の実験や脳損傷患者の評価のために広く用いられている．直接的に脱抑制を評価する課題とは言い難いが，行動選択中の脱抑制傾向，衝動性を間接的にみることができる．

被験者の前に4組のトランプカードのデッキが置かれ，そのデッキからいずれか1枚のカードを引く．被験者はカードを引くたびに一定の報酬を得，一方でカードによっては損失を被る．この課題では100枚のカードを引き終わった後にできるだけ多くの所持金が残っているようにと教示される．4つのデッキのうち，2つはハイリスクハイリターンの「悪いデッキ」であり，これらのデッキのカードを引き続けると，長期的に見れば収支はマイナスになる．一方，残りの2つのデッキはロウリターンだがロウリスクの"良いデッキ"になっていて，長期的に見れば収支はプラスになる．連続100試行を行うが，多くの健常者は約40から50試行後には"良いデッキ"を選び続けるようになる．しかし，OFC損傷患者の場合，たとえその選択が最終的に損であるとわかっていても，"悪いデッキ"を選択し続ける．また，そのような"悪いデッキ"を選択する際の皮膚電気反応（skin conductance response：SCR）においても，健常者で観察される予期反応，ストレス反応といった

生理的反応が観察されない。この現象はソマティック・マーカー仮説（somatic marker hypothesis）と呼ばれている。

われわれの経験した収集癖を主症状とするbvFTDの症例では，著しい脱抑制，異常行動にも関わらず，通常の前頭葉機能検査を含めた詳細な神経心理学的検査においてもほとんど異常を検出しえなかった。唯一，障害を検出できた神経心理学検査はIGTであった[18]。

❷ 逆転学習と消去

Rollsら（1994）は，逆転学習（reversal learning）と消去（extinction）の2種類の視覚弁別検査（visual discrimination test）を行った[19]。まず，逆転学習では被験者にAとBの2つの写真を見せ，写真Aが呈示された時にボタンを押すと報酬を得ることができ，写真Bが呈示されている時にボタンを押すと罰が与えられることを学習してもらう。逆転学習課題では，このルールの学習が終わった後にルールを入れ替える。つまり，写真Bが呈示されている時にボタンを押せば報酬を得られるようにする。健常者は即座にルールの逆転に気づくが，OFC損傷患者は，罰を与えられるにもかかわらず，一度強化された元々のパターンに反応し続けてしまう。IGTと同様，この行動パターンは被験者がルールの逆転を理解したと報告しても生じる点で特異である。

Rollsら（1994）はさらに，2つめの実験として消去課題を行っている[19]。この課題では，もう一度被験者に写真Bではなく写真Aに対してボタンを押すように学習してもらう。しかし，今回はルールを逆転するのではなく，ルールをまったく変えてしまい，どちらの写真に対してボタンを押しても罰が与えられるようにする。この課題に対する正しい選択はボタンをまったく押さないことである。しかし，

OFC損傷患者は，ボタンを押せば罰を受けるにもかかわらず，ボタン押しの衝動を抑えることができない。

③ 社会的失言検出課題[20]

社会的失言検出課題（Faux pas test）は誰かが不適切な発言をした際の社会的状況を用いた課題である。被験者には，どの発言が不適切なのか，なぜその発言が不適切なのか，その社会的失言に対して人々がどのような反応をするか等を尋ねる。元々は自閉症スペクトラムの人を対象に作成された検査である。OFCの機能障害を有し，物語は理解できるものの社会的に適切な判断ができなくなっている患者に対しても有用である。

V．脱抑制に対する治療

① 社会・心理的アプローチ

脱抑制患者ではしばしば強い怒り発作（anger burst）を認める。自分でもわかっているが，その場では怒りを抑えられず，後で反省する，ということが少なくない。このような場合に対する心理的アプローチのひとつとして認知行動療法（cognitive behavioral therapy）が挙げられる。認知行動療法は，うつ病や不安障害など，多くの精神科疾患に対しては，今日主流ともいえる心理療法であるが，欧米では，脳損傷患者に対してもさかんに用いられている。脳損傷患者に対して，認知行動療法を安易に敷衍することは慎むべきだが，症例によっては有用なアプローチとなる。脱抑制患者が示すanger burstに対して，認知行動療法を援用する場合，原則として，患者の機能や気づきのレベルが低いほど行動的アプローチが中心となり，反対に機能や気づきのレベルが高いほど認知的アプローチの導入が可能となる。

脱抑制行動に対する自己の気づき（洞察）レベルが低く，行動的アプローチが中心となる場合，基本的な対応方針は環境調整である．脱抑制行動を誘発するような刺激を本人からできるだけ遠ざけ，本人の気が他に向くようにうまく誘導していくことが重要である．

bvFTD患者の周回行動，収集，時刻表的生活，食行動異常などに関しては，同居者や周辺住民に多大な迷惑がかからなければ，なるべく本人の自由にさせておき，こだわりが満足する形で見守りを続ける．一般に，この種の脱抑制行動で不穏・興奮，暴力が増強するのは，周囲の人々が本人の異常言動を抑制しようとして介入したり，制止したりした場合である．FTDの周回行動や時刻表的生活にしても，通常は記憶や視空間認知は保たれているため，道に迷ったりはせず，決まった時間に帰宅するので，あえて制止しなくてもいい場合が多い．

また，脱抑制行動が万引きや窃盗などの軽犯罪に至る場合でも，あらかじめ問題を生じる店に事情を話しておき，家族がその分を支払いしていくことにより，警察沙汰にならずにすんでいる場合もある．他者に明らかな迷惑になる行為が持続する場合，それができないような環境調整を行う配慮をするとともに，ルーチン化療法と呼ばれる新しい適応的な行動パターンに置き換えるような非薬物療法が一定の効果をあげている．まったく行動の軽減が得られない場合，迷惑行為が周囲に及ぼす影響が甚大な場合は，入院や施設入所といった形での環境調整もやむを得ない．

❷ 薬物によるアプローチ

脱抑制を薬物療法でコントロールしようとする試みは臨床的には重要であるが，治療指針に関してはまだ十分なガイドラインが確立されているとはいいがたい．最近で

【表2】衝動性・攻撃性に対する薬物療法

	N	ES
精神刺激薬	56	0.78
（メチルフェニデート）	50	0.86)
SNRI	214	0.18
非定型抗精神病薬 (RIS)	97	0.90
定型抗精神病薬 (HAL)	45	0.70
気分安定薬 (Li, CBZ)	36	0.40
抗うつ薬 (FLU, BUP)	46	0.30

ES：エフェクトサイズ，SNRI：選択的セロトニンノルアドレナリン再取り込阻害薬，RIS：リスペリドン，HAL：ハロペリドール，Li：炭酸リチウム，CBZ：カルバマゼピン，FLU：フルオキセチン，BUP：ブプロピオン
（Pappadopulosら，2006より引用）

は，反応抑制（response inhibition）に対するノルアドレナリン系薬剤の効果が注目されている[21]。衝動コントロールに対する薬物の効果に関するメタ解析はまだ十分になされていないが，例えばPappadopulosら（2006）[22]は，児童・思春期領域において，攻撃性に対する種々の薬物の効果を検討している（表2）。1980年〜2005年の間に行われた45の無作為比較対照試験のメタ解析からは，向精神薬全体のeffect size（Cohen's d）は0.56であった。もっとも効果が大きかったのはリスペリドンとメチルフェニデートであり，effect sizeが0.86〜0.90であった。これに対して，抗うつ薬や気分安定薬は意外に有効性が低い結果となっている。ただし，対象患者は児童・思春期領域の疾患であり，特に注意欠如・多動性障害や行為障害が主体であることに注意が必要である。

　脳損傷者・器質疾患患者の示す衝動性に対する薬物療法については，散発的な症例報告はあるものの，十分な知見には至っていない。認知症患者の示す衝動性・攻撃性を含めても，現在，日本で医薬品として適応症を有する薬剤

は存在しない．臨床的には，バルプロ酸などの気分安定薬や非定型抗精神病薬が奏効する症例をしばしば経験するし，薬物的介入の視点は常に念頭に置くべきではあるが，今後も臨床例の積み重ねが必要であろう．

　脱抑制の原疾患がAlzheimer病の場合，アセチルコリンエステラーゼ阻害薬であるドネペジル，ガランタミン，リバスチグミンや，抗NMDA受容体拮抗薬であるメマンチンなどが用いられる．これらの薬剤は基本的にAlzheimer病の中核症状としての認知機能障害の低下を軽減していくことが主目標であるが，一部，脱抑制や衝動性などの周辺症状にも効果を示す場合がある．保険適応外ではあるが，Lewy小体型認知症や血管性認知症においても同様な効果を期待できる．ガランタミンやリバスチグミンはドネペジルよりも鎮静系の作用を有するため，脱抑制にも効果が期待でき，一方，薬物によって脱抑制や不穏を惹起する副作用もドネペジルより少ないという印象である．ただし，FTDの脱抑制，衝動性に関してはいずれのアセチルコリンエステラーゼ阻害薬も効果は期待できない．

　認知症において抗精神病薬を使用する場合，その鎮静作用を利用し，行動の抑制をはかることが主眼であるが，しばしば高齢者では過鎮静に陥りやすい．使用する場合は，新規の非定型抗精神病薬をできるだけ少量，少ない種類で適宜選択していく．

　bvFTDの常同行動に対して，フルボキサミンなどの選択的セロトニン再取り込み阻害薬（selective serotonin reuptake inhibitor：SSRI）が有効であったという報告があるが[23]，無効であったとする報告もあり[24]，一定していない．性的脱抑制に対しても，パロキセチン，シタロプラムなどのSSRIやクロミプラミン，トラゾドンなどの抗うつ薬が有効であったとの報告があるが，エビデンスレベ

ルは低い。ベンゾジアゼピン系薬剤は連用や長期の使用によりむしろ副作用として脱抑制を認めることがあり，可能な限り使用を控え，使用する場合もできるだけ少ない用量で，短期間にとどめるべきである。

VI. 症例提示

脱抑制症状を前景とした自験例を挙げる。
【症例1】70代，男性
元会社役員。定年退職した後は庭で盆栽の世話をするのを趣味として大過なく過ごしていた。3年前頃から，庭に水がたまるのを極端に心配して，一日中，庭の落葉をとって掃除をするようになった。2年前頃から，雨が降ると家が水浸しになってしまうのではないかと恐れるようになり，一日中，庭に穴を掘り続けるようになった（図2）。一日6～12時間くらい穴掘り作業を続け，雨の日でも休まないため，肺炎になったこともあった。自分の掘った穴にはまって怪我をしたこともあった。心配する家族の制止も聞かず，「いいことをしている」「家族のためにやっている」と意に介さなかった。また，自宅が漏電することを極端に

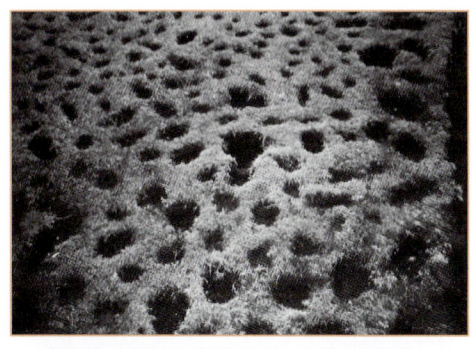

【図2】症例1の自宅の庭（病的穴掘り）

恐れ，寝る前に家中のコンセントを抜いてしまうので，家人が困り果てていた．

1年前にA病院を初診．頭部MRIにて右優位の両側前頭側頭葉萎縮を認め，bvFTDと診断した．抗認知症薬，抗精神病薬，抗うつ薬はいずれも無効．やがてアパシーも目立ってくるようになり，自宅での問題行動は軽減してきたが，妻も高齢なため，夫婦で施設入所することとなった．

【症例2】30代，男性

27歳時に結婚．運転手として特に問題なく仕事をしていたが，5年前に前交通動脈瘤破裂によるくも膜下出血を生じ，B病院で緊急開頭クリッピング術を受けた．脳浮腫のため，術中に右OFCの一部が吸引され，術後に水頭症を併発し，VPシャントが施行された．頭部CTではOFCを中心とする右前頭葉の広汎な低吸収域が残存していた（図3）．その後，特に身体的後遺症なく回復し，地域作業所に通所していたが，作業能力レベルは高く，部分的な復職も不可能ではないと思われた．

その一方で，わいせつな本やビデオを見たいという欲求がコントロールできないという問題が露呈した．妻に隠れてエッチな本を購入する，隠れ読みする，インターネットで見ようとするといった衝動が抑えられず，家族や知らない人がいる場面でもわいせつ動画を見ることをはばからないようになった．本人に尋ねると「見たいという気持ちが恥ずかしいという気持ちに勝る」と述べた．妻に問い詰められると，みえすいたうそを平気でつく．

【症例3】40代，女性

25歳時に動静脈奇形によるくも膜下出血を発症した．頭部CTでは，左＞右の前頭葉極の病変（Brodmann 10野

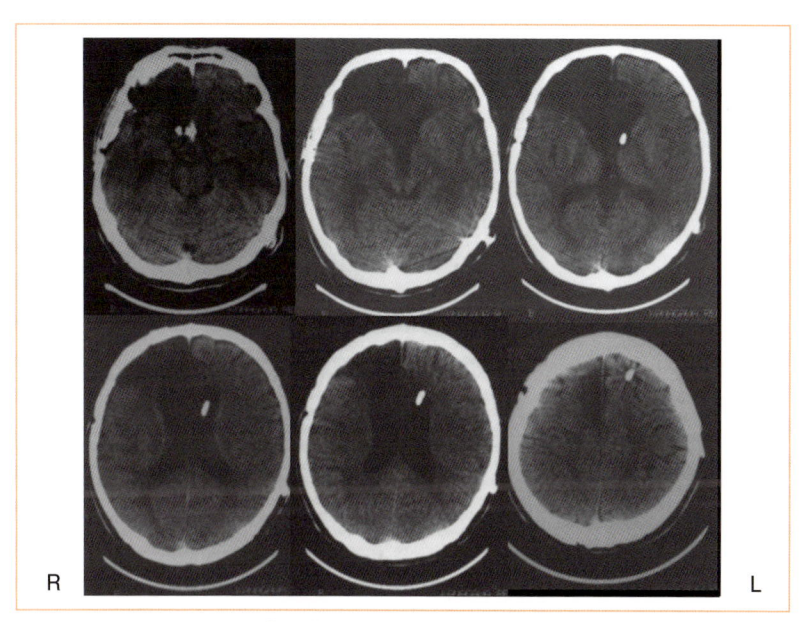

【図3】症例2の頭部CT画像

を中心にOFC～前方内側前頭領域）が残存していた（図4）。水頭症を併発し，VPシャントが施行されている。病気療養後，勤めていた会社にいったん復職したが，その後解雇され，以後はアルバイトを転々とし，最近5年間は無職であった。

　不安・易怒性と情動不安定が残存し，家族への暴言と器物破損が抑えられない状態が持続していた。自分の行動が過激であることをみずから認めていたものの，反省する様子はみられなかった。この症例にIGTを実施したところ，課題成績は不良で，試行の後半になってもハイリスクの山を引く回数が減らず，即時的報酬を求める態度は課題遂行中に改善しなかった。さらに，IGF中のSCRを計測したところ，即時的罰に対するSCRは健常者と同等に保たれ

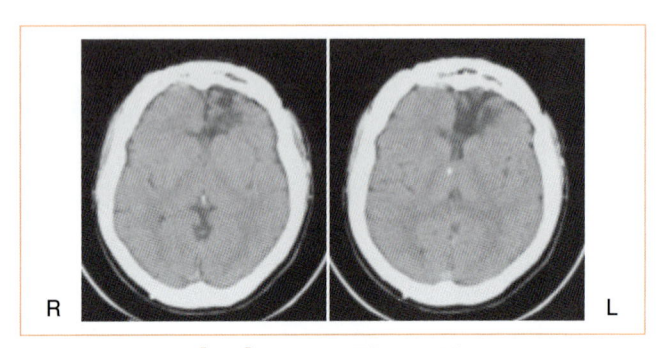

【図4】症例3の頭部CT画像

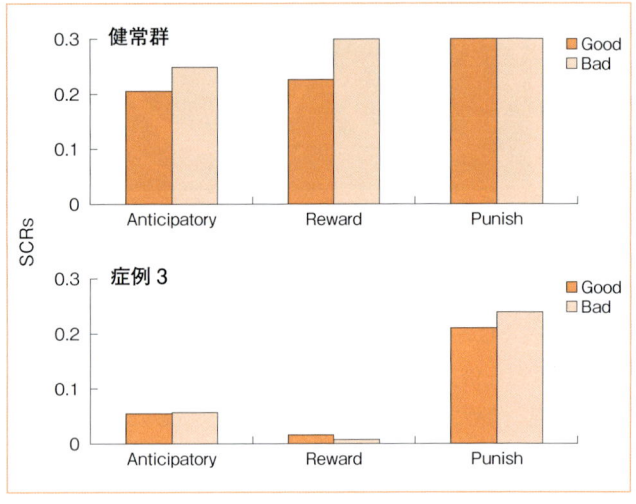

【図5】症例3のアイオワ・ギャンブリング課題施行中のSCRパターン

ていたものの，即時的報酬と予期に対するSCRは著明に低下していた（図5）。

おわりに

脱抑制により衝動コントロールが悪いと，家庭生活・社会生活の中で対人関係トラブルが目立ったり，浪費，ギャ

ンブル，セクハラ，過飲酒などが顕在化したりする．適切な心理的アプローチや社会的アプローチ，薬物療法を用いて脱抑制行動をコントロールしていくことは，周囲の人，介護している人の負担を軽減していく上でも重要である．

文　献

1) International Psychogeriatric Association (IPA) : Behavioral and Psychological Symptoms of Dementia (BPSD) Educational Pack, 2002 (www.ipa-online.net/pdfs/1BPSDfinal.pdf) .
2) Alexander, G.E., DeLong, M.R., Strick, P.L. : Parallel organization of functionally segregated circuits linking basal ganglia and cortex. Annu Rev Neurosci, 9 : 357-381, 1986.
3) Alexander, G.E., Crutcher, M.D. : Functional architecture of basal ganglia circuits : neural substrates of parallel processing. Trends Neurosci, 13 : 266-271, 1990.
4) Alexander, G.E., Crutcher, M.D., DeLong, M.R. : Basal ganglia-thalamocortical circuits : parallel substrates for motor, oculomotor, "prefrontal" and "limbic" functions. Prog Brain Res, 85 : 119-146, 1990.
5) Cummings, J.L. : Frontal-subcortical circuits and human behavior. Arch Neurol, 50 : 873-880, 1993.
6) Fuster, J.M. : The Prefrontal Cortex. Raven Press, New York, 1997.
7) Kringelbach, M.L. : The orbitofrontal cortex : linking reward to hedonic experience. Nat Rev Neurosci, 6 : 691-702, 2005.
8) Bechara, A., Damasio, A.R., Damasio, H., et al. : Insensitivity to future consequences following damage to human prefrontal cortex. Cognition, 50 : 7-15, 1994.
9) Kringelbach, M.L., Rolls, E.T. : The functional neuroanatomy of the human orbitofrontal cortex : evidence from neuroimaging and neuropsychology. Prog Neurobiol, 72 : 341-372, 2004.
10) 三村　將：前頭葉と精神症状に対するアプローチ．高次脳機能研究, 28 : 257-266, 2008.
11) Zamboni, G., Huey, E.D., Krueger, F., et al. : Apathy and

disinhibition in frontotemporal dementia : insights into their neural correlates. Neurology, 71 : 736-742, 2008.
12) Rascovsky, K., Hodges, J.R., Knopman, D., et al. : Sensitivity of revised diagnostic criteria for the behavioural variant of frontotemporal dementia. Brain, 134 : 2456-2477, 2011.
13) Snowden, J.S., Bathgate, D., Varma, A., et al. : Distinct behavioural profiles in frontotemporal dementia and semantic dementia. J Neurol Neurosurg Psychiatry, 70 : 323-332, 2001.
14) Mendez, M.F., Shapira, J.S., Miller, B.L. : Stereotypical movements and frontotemporal dementia. Mov Disord, 20 : 742-745, 2005.
15) Ikeda, M., Brown, J., Holland, A.J., et al. : Changes in appetite, food preference, and eating habits in frontotemporal dementia and Alzheimer's disease. J Neurol Neurosurg Psychiatry, 73 : 371-376, 2002.
16) Spalletta, G., Musicco, M., Padovani, A., et al. : Neuropsychiatric symptoms and syndromes in a large cohort of newly diagnosed, untreated patients with Alzheimer disease. Am J Geriatr Psychiatry, 18 : 1026-1035, 2010.
17) Starkstein, S.E., Garau, M.L., Cao, A. : Prevalence and clinical correlates of disinhibition in dementia. Cogn Behav Neurol, 17 : 139-147, 2004.
18) Nakaaki, S., Murata, Y., Sato, J., et al. : Impairment of decision-making cognition in a case of frontotemporal lobar degeneration (FTLD) presenting with pathologic gambling and hoarding as the initial symptoms. Cogn Behav Neurol, 20 : 121-125, 2007.
19) Rolls, E.T., Hornak, J., Wade, D., et al. : Emotion-related learning in patients with social and emotional changes associated with frontal lobe damage. J Neurol Neurosurg Psychiatry, 57 : 1518-1524, 1994.
20) Stone, V.E., Baron-Cohen, S., Knight, R.T. : Frontal lobe contributions to theory of mind. J Med Invest, 10 : 640-656, 1998.
21) Chamberlain, S.R., Sahakian, B.J. : The neuropsychiatry of impulsivity. Curr Opin Psychiatry, 20 : 255-261, 2007.
22) Pappadopulos, E., Woolston, S., Chait, A., et al. : Pharmacotherapy of aggression in children and adolescents : efficacy and effect size.

J Can Acad Child Adolesc Psychiatry, 15 : 27-39, 2006.
23) Ikeda, M., Shigenobu, K., Fukuhara, R., et al. : Efficacy of fluvoxamine as a treatment for behavioral symptoms in frontotemporal lobar degeneration patients. Dement Geriatr Cogn Disord, 17 : 117-121, 2004.
24) Deakin, J.B., Rahman, S., Nestor, P.J., et al. : Paroxetine does not improve symptoms and impairs cognition in frontotemporal dementia : a double-blind randomized controlled trial. Psychopharmacology, 172 : 400-408, 2004.

第Ⅲ章
トピックス

1. 注意とメモリー・トレース
　　―言語性短期記憶（STM）との関連で―

2. デフォルトモードネットワークと注意

第Ⅲ章 トピックス

注意とメモリー・トレース
―言語性短期記憶（STM）との関連で―

武蔵野大学大学院人間社会研究科，市川高次脳機能障害相談室　小嶋　知幸

ワンポイント・アドバイス
臨床に役立つ One-point Advice

　注意は，記憶・意識とともに，人間の「経験」を可能にする精神活動であり，この3項は三位一体となって，人間の知識の形成に与かっていると考えられる。
　選択的注意といわれる心理過程には，情報の物理的特性の分析からはじまって意味的側面の解釈に至るまで，複数の処理段階が含まれるが，とりわけ早期の段階では，情報の短期貯蔵が前提となる。
　脳内で，情報が「生」の状態で，メモリー・トレースとしてとどまる時間は数秒であり，即座にさまざまな符号化（encoding）が行われてしまうため，メモリー・トレースに関して心理学的実験で検討することは難しい。
　近年，感覚誘発電位（evoked potential：EP）の一種である事象関連電位（event related potentia：ERP）を用いて，メモリー・トレースの脳内基盤を明らかにする試みがなされている。
　メモリー・トレースは，言語性短期記憶（short-term memory：STM）にも関与している可能性があり，言語性STM障害に関しても，注意とメモリー・トレースという視点から見直す必要がある。

はじめに―注意とは何か

　本項で取り扱うテーマは，注意の中でも極々一部の領域である。したがって，いきなり本題に入り込んでいくことは，「木を見て森を見ず」ということにもなりかねない。

そこで、まず、筆者自身明確に理解できているとは言い難い基本事項、すなわち「注意とは何か」ということについて、一切の書物からの知識を廃して、日常のことばで、虚心坦懐に考えることから始めてみたい。

出発点として、「注意（する）とは、（何かに）気づくこと」と言い換えても、大きな間違いはないように思う。では、「気づく」とはどういうことか。それは「知ること＝知識」と言えないだろうか。もし、このような論法が許されるなら、注意とは「知ること（知識）」の基盤、言い換えると、人間が「経験」を積み重ねていく上で不可欠なもの、ということになる。しかし、「注意＝知識の基盤」という等式を立てようとすると、知識が成立する上で、同様に不可欠であると思われる「記憶」や「意識」はどうなるのか、という疑問に突き当たる。そこで、次に、注意・記憶・意識の3項関係について考えてみたい。

I．注意・記憶・意識

事象「A」に対して、選択的に注意を払うということは、言い換えると「Aではない事象（否A）」の中から「A」を選び出すということである（「否A」の存在しない状況下で「A」に対して注意を向けるということは、論理的に不可能である）。そのためには、「A」をその都度「否A」と照合させる必要がある。照合が成立するためには「否A」の記憶痕跡、すなわちメモリー・トレースの存在が前提となる。これが注意と記憶の関係であり、ちょうどこのあたりが、本項のテーマとなる。

そして、事象同士を照合・選択したり、選択された事象に対して、さらに深く複雑な処理（加工）を加えたりするための「場」が意識であると言えないだろうか。これが、

> **KeyWord**
> **＊メモリー・トレース（記憶痕跡）**
> 本項では、感覚記憶（sensory memory）と同義に用いている。短期記憶よりもさらに短く、数秒で減衰すると考えられている。情報処理という観点からみた場合、素材に対する符号化（encoding）はほとんど行われていない段階。

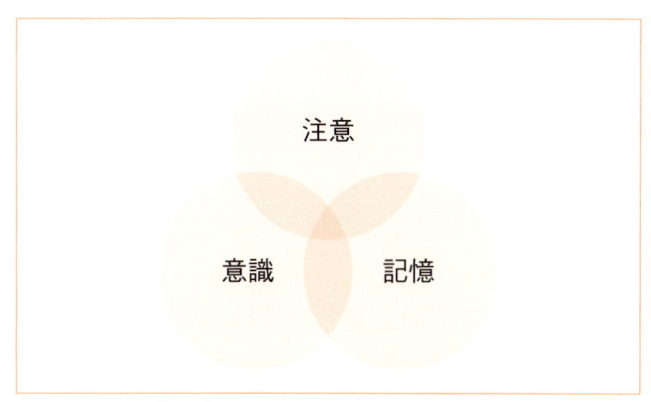

【図1】注意・記憶・意識の３項関係

図1
特定の事象に対して選択的注意を向けるために事象同士を比較・照合するには記憶（メモリー・トレース）が必要となる。そして，選択された事象に対して，さらに深く，さらに複雑な処理（加工）を加えるための「場」として意識が必要になる，と言えるのではないか。

筆者が考える注意・記憶・意識の３項関係である（図1）。

以上の３項関係を踏まえ，本項では，「**知識とは，人間が，外的・内的環境の中で，さまざまな事象を照合・比較し（記憶），選択し（注意），加工した（意識）もの**」と，定義したい。

Ⅱ. 知識についての学問—認識論

知識の本質，起源，根拠，限界などについて研究する学問は，哲学の中で認識論（epistemology）と言われる。用語として広く用いられるようになったのは19世紀半ば以降とされているが，起源は古典期ギリシャに求めることができるという（「ネットで百科」[1]より）。中世においては，信仰と理性の調和という観点から研究がなされた。そして，近世から現代にかけては，科学の発展との関係を抜きに語ることはできない。

認識論の中で，Bacon（1561-1626），Locke（1632-1704），Berkeley（1685-1753），Hume（1711-1776）などを代表とする，イギリス経験論（British empiricism）の系譜では，

> Key Word
> ＊**認識論**
> **（epistemology）**
> 知識の本質，起源，根拠，限界などについての哲学的な研究または理論。ギリシャ語のエピステーメー（知識，認識）と，ロゴス（理論）を結びつけて作られた用語（「ネットで百科」[1]より）。

> **KeyWord**
> *イギリス経験論
> (British empiricism)
>
> 人間の心は,生まれてくるときには「まっさらな」状態であり,そこに何が書き込まれるかは,生まれたあとの経験で決まるという考え方。その反対の思想が大陸合理論。

人間は生まれた時は「白紙の状態(タブラ・ラサ;tabula rasa)」であり,経験によって知識が書きこまれるという立場を取る。一方,実験心理学の創始者の1人であるアメリカのJames(1842-1910)は,「イギリス経験論者は,経験が単に受動的に与えられるものと考え,選択的注意の存在を無視している」と批判した(James, 1890)[2]。

人間の心は生まれた時には白紙の状態なのか,それとも生得的な要素(遺伝的素因)があるのか,という点については長い論争の歴史があり,今もなお決着をみているとは言い難い(例えば,Pinker, 2002[3]に詳しい)。

ところで,今から約300年前,イギリス経験論の時代に,すでに,Berkeley[4]の「視覚新論」にみるような,現在の認知科学(cognitive science)の萌芽を見て取ることができることは心に留めておきたい事実である。

III. 注意に関する実験的研究(1950〜)

このような歴史的経緯を経て,1950年代になって,注意に関する本格的な実験的研究が行われるようになった。その中で,Broadbent(1958)のフィルター理論[5]は,選択的注意を論じる際,今でも多くの研究者が出発点にしている理論である。1926年にイギリスのバーミンガムで生まれたBroadbentは,17歳からの数年間を英国空軍で過ごした経験を持つ。この時に,パイロットの情報処理能力や,ヒューマン・エラーが生じるメカニズムに興味を持ったことが,後に人間の情報処理に関する実験的研究を行うきっかけとなった。

彼のモデルによると,外界からの刺激は,感覚受容器を通して,まず「短期貯蔵」において基本的な物理的特徴が分析される(前注意段階)。次に,刺激は「選択フィルター

> **KeyWord**
> *フィルター理論
> (Broadbent, 1958)
>
> 情報処理の初期の段階で,フィルターを通過した情報だけが,次の処理を受けることができるという理論。フィルターの機能を担うのが選択的注意。

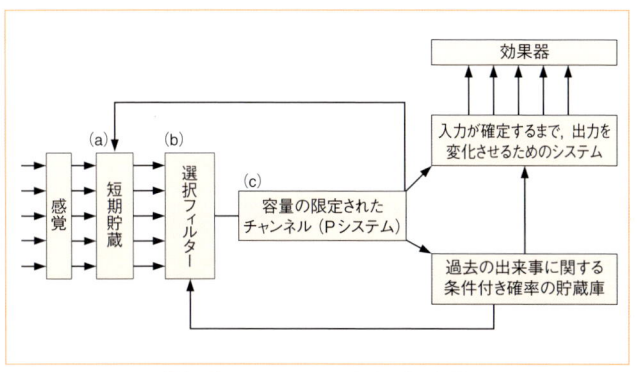

【図2】フィルター理論の概念図

図2
a：すべての刺激が，ごく短時間，ここに貯蔵され，基本的な物理的特徴が分析される（前注意段階）。b：ここでフィルターの役割を果たすのが選択的注意である。c：フィルターによって通された刺激だけがここに入り，意識化され，さらに高次の処理を受ける。(Broadbent, 1958[5])をもとに改変)

(selective filter)」によって「ふるい」にかけられ，特定のチャンネルを通過した刺激だけが，容量の限定された「知覚システム（Pシステム）」に入り，意識化されるとともに，さらなる高次の処理を受ける。このプロセスの中でフィルターの機能を担うのが選択的注意である（図2）。この理論では，短期貯蔵に入った多様な情報（メモリー・トレース）のうち，注意を向けることのできるのは一度に1つの情報に限定される（苧阪，1994)[6]。

一方，Treisman (1960, 1964) は，「フィルター減衰理論」を唱えた[7, 8]。それによると，フィルターは，非注意のチャンネルにおいて，情報を遮断するのではなく，減衰させるだけであり，減衰された情報は，必要に応じて，心内辞書の中でプライミングされたエントリをスタンバイの状態に保つことができる。つまり，注意を向けていない情報であっても，必要に応じていつでも脳内で処理に取りかかれる準備状態を保っている，ということである（図3）。

これら2つの理論は，いずれも知覚情報が入口部分でフィルターにかけられると考える点では共通しており，「初期選択モデル」と言われる。それに対して，すべての情報

▶Key Word
＊フィルター減衰理論
(Treisman, 1960, 1964)
フィルターは，非注意のチャンネルにおいて情報を遮断するのではなく，減衰させるだけであり，減衰された情報は必要に応じていつでも処理を受ける準備ができているという説。Broadbentのフィルターモデルを修正した理論。

図3
Treisman (1960, 1964) の減衰説を，筆者自身がBoroadbent (1958) のモデル (図2) に改訂を加える形で図式化を試みた。
※フィルターは，非注意のチャンネルにおいて，情報を遮断するのではなく減衰させるだけであり，減衰された情報は必要に応じて心内辞書の中でプライミングされたエントリをスタンバイの状態に保つことができる。

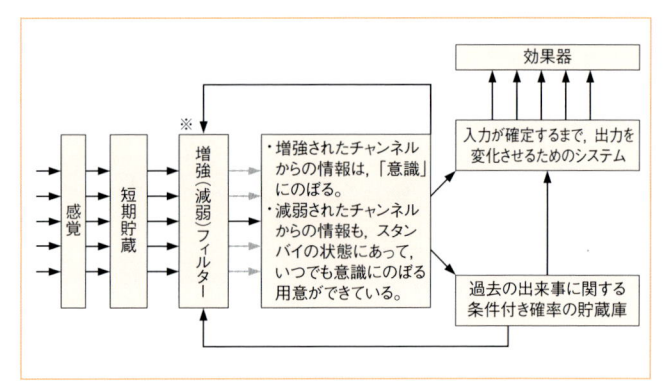

【図3】フィルター減衰理論の概念図

は一旦並列的に受容され，出口部分，すなわち反応を行う直前の段階でその一部が選択されるとする考え方もあり，「後期選択モデル」と言われる (Mandler, 1985[9]など)。

Ⅳ. 感覚誘発電位にみる注意の神経基盤
─processing negativity (PN)─

さて，上で述べたような選択的注意という心の働きの神経基盤を示唆する現象として，感覚誘発電位 (evoked potential：EP) がある。

EPとは，何らかの感覚刺激の提示がトリガーとなって誘発される陽性または陰性の脳波の偏倚ことであり，外因性成分 (exogenous component) と内因性成分 (endogenous component) に分けられる (図4)。

外因性成分とは，主として刺激の物理的特性に依存した反応であり，反応潜時は概ね100ms以内である。通常は1次感覚野に起源を持ち，被験者の覚醒レベルや，刺激に対する心の状態などには依存しない。

一方，内因性成分とは，刺激の物理的特性ではなく，刺

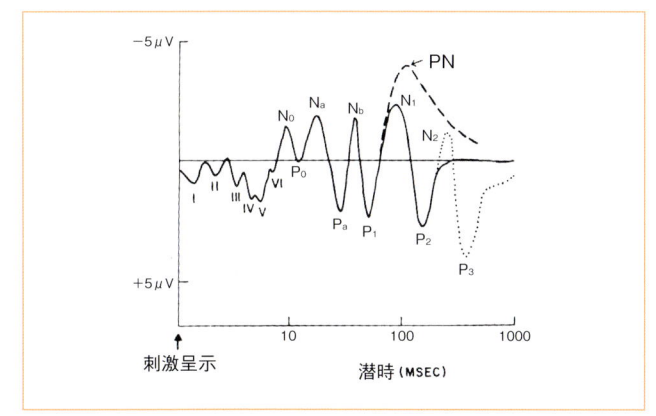

【図4】感覚誘発電位（EP）と選択的注意

図4
実線は外因性の電位。Ⅰ～Ⅵは聴性脳幹反応（ABR）。N_0～N_bは中間潜時成分(MLR)。P_1～は長潜時成分。破線がPNを含む内因性の電位。N_2, P_3は本項では扱わない。（Pictonら, 1974[10]を改変）

激に対する被験者の態度・構え（刺激に対する期待・予想・評価など）によって振幅や潜時が左右される成分で, 事象関連電位（event-related potentials : ERP）とも呼ばれる。反応潜時は60～600msの範囲にまたがり, 被験者の認知活動, とりわけ注意を鋭敏に反映すると考えられている。

Hillyardら（1973）は, 音に注意を向けた時にだけ出現するEPを発見し, negative difference response（Nd）と名付け, 選択的注意の脳内指標と考えた[11]。しかも, Ndは, 刺激弁別などのタスクは必要とせず, 注意を向けた側の耳に提示されるすべての音によって誘発されるので, 選択的注意の中でも早期の成分を反映すると解釈した。さらに, NdはBroadbent（1958）の選択フィルターの脳内基盤であるとした（HillyardとHansen, 1986）[12]。以下は, やや細かい議論になるが, Hillyardらは, NdをN1というEP成分の増強と解釈したが, Näätänenら（1978）がNdはN1ではないと反論し, 当該の成分をprocessing negativity（PN）という名称で再定義した[13]。筆者はNäätänenら（1978）の立場を支持し, 以下, 本項ではPNという用語を用いる。

V. メモリー・トレースと聴覚性誘発電位 —mismatch negativity（MMN）—

　繰り返し同一の刺激（A）が提示されるという状況の中で，時折異なる刺激（否A）が散発的に提示されると，高振幅の陰性電位が誘発されるという現象がある。その際，連続的に（高頻度に）提示される刺激を標準刺激（standard），散発的に（低頻度に）提示される刺激を逸脱刺激（deviant）と呼ぶ。そして，逸脱刺激による誘発成分と標準刺激による誘発成分の電位差を，mismatch negativity（MMN）という。振幅のピークは刺激呈示後100-200msの間とされている（Näätänen, 1992 [14]；NäätänenとAlho, 1995 [15] など）。標準・逸脱の両刺激の違いのパラメータとしては，周波数，音圧，音長などのほか，異なる言語音（単音節）なども用いられる（図5）。

　PNと異なり，刺激に対して注意を向けていない状況下においても出現する。MMNとPNは，頭皮上分布が類似しているが，同じ注意の早期成分の中でもPNは意図的な注意に関連し，MMNは非意図的（自動的・前意識的）注意に関連すると解釈されている。

　次に，MMNが出現するメカニズムについて述べる。標準刺激（A）が反復提示されることによって脳内に標準刺激（A）のメモリー・トレースが形成される。次に，逸脱刺激（否A）が提示されると標準刺激（A）のメモリー・トレースとの照合が行われ，「これは標準刺激ではない（すなわち，否Aである）」というミスマッチ（不適合）が生じる。このミスマッチの脳内基盤がMMNと考えられている。そして，ここで言うメモリー・トレースはBroadbent（1958）[5]のモデルにおける短期貯蔵庫に該当する。

　また，メモリー・トレースという視点からMMNを考察

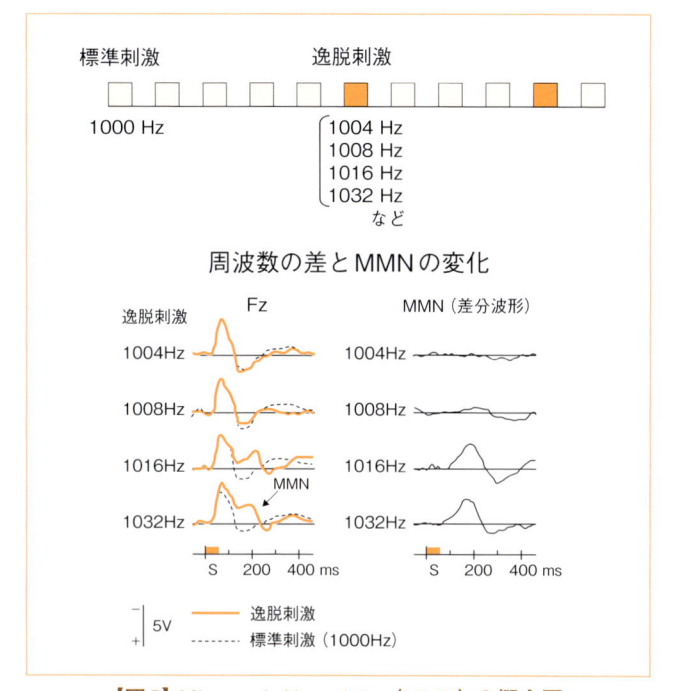

【図5】 Mismatch Negativity（MMN）の概念図

図5
逸脱刺激と標準刺激との物理的特性の違いが大きくなるほど，MMNの振幅は大きくなる。波形は，Samsら（1985）[16]を改変。

　すると，ミスマッチが成立するためには，メモリー・トレースが減衰・消失しないような間隔で標準刺激を提示し続ける必要があるということになる（Näätänenら，2010）[17]。このことを逆手に取ると，標準刺激の提示間隔を延長させることによって脳内のメモリー・トレースのlife time（生存時間）を測定することが可能になる（図6上段）。ちなみに，聴覚性のメモリー・トレースのことをエコーイック・メモリー（echoic memory）とも言う（Neiser, 1967）[18]。

　以上の考え方に基づき，MäntysaloとNäätänen（1987）[19]は，刺激の提示間隔（inter stimulus interval：ISI）を操作する実験パラダイムによって，聴覚性のメモリー・トレースのスパンの測定を試みている[19]。また，Karinoら（2005）

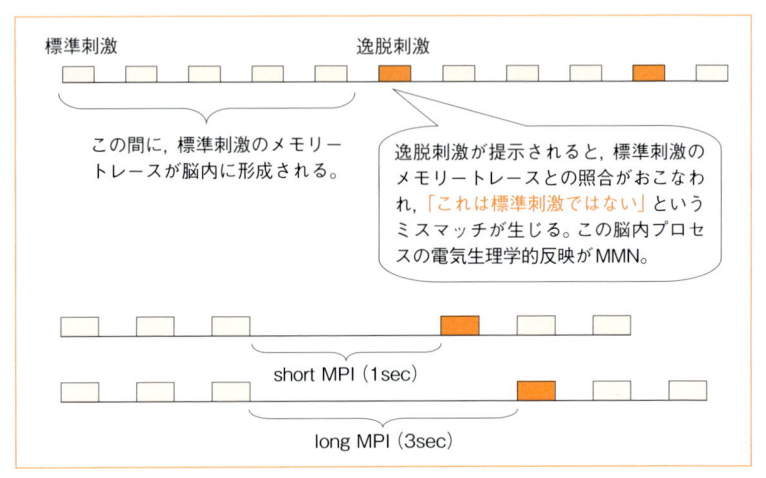

【図6】上段：メモリー・トレースとMMN,
　　　下段：Karinoら（2005）の実験パラダイムの概念図

上段：脳内でミスマッチが成立するためにはメモリー・トレースが減衰・消失しないような間隔で標準刺激を提示し続ける必要がある。逆に，標準刺激の提示間隔を延長させることによってメモリー・トレースのlife time（生存時間）を推定することができる。

下段：連続呈示された標準刺激後に逸脱刺激が呈示されるまでの空白時間（MPI）が3秒の場合（long MPI），1秒の場合（short MPI）に比し，MMNmのピーク振幅が減衰することを明らかにした。

は，標準刺激を連続呈示した後，逸脱刺激を呈示するまでの間に，標準刺激のメモリー・トレースを減衰させる目的で，メモリー・プローブ・インターバル（MPI）と名付けた空白時間を挿入するパラダイムを考案した[20]。その結果，MPIが1秒間の条件（short MPI）に比べ，3秒間の条件（long MPI）において，MMNのピークの振幅が有意に減少することを，健常被験者で明らかにした（図6下段）。以下，本項では，このパラダイムを臨床応用した結果を報告する。

なお，ここで紹介する自験例（オリジナルはKojimaら，2014[21]）は，すでに本シリーズ既刊「伝導失語」に掲載されているため基本情報および手続きなどは簡略に留めることを付記しておく。

Ⅵ. 1秒前に呈示された単音節を時折「忘れました」と訴えた症例─ケースレポート

❶ 基本情報

症例は右手利き男性である。42歳の時に左被殻出血を発症し, 非流暢タイプの失語症が後遺したが, 発症3年後には純粋語唖に近似する臨床像を呈するまでに回復した。病巣は左中心前回のほか, 側頭・頭頂葉の皮質および皮質下であった。

残存するアナルトリーの精査目的で実施した1音節の復唱検査中に, 約1秒前に聴覚提示された1音節の言語刺激を「忘れました」と訴えるという, 非常に稀な所見に遭遇した。純音聴力検査および聴性脳幹反応 (ABR) の結果は正常であった。

筆者らは, この症状が聴覚性のメモリー・トレース (エコーイック・メモリー) の障害に起因するのではないかと考え, MMNを計測するとともに, 言語性短期記憶検査を施行した。

❷ 手続き (1) ─ MMN

聴覚刺激として, 2つのCV音節/ka/と/ga/を用いた。両刺激とも持続時間を100msに揃えた。/ka/を標準刺激として頻度0.83で600回, /ga/を逸脱刺激として頻度0.17で100回提示した。ISIは250msとした。

1秒と3秒の2種類のMPI条件を設定し, 各MPI条件について, 左耳刺激と右耳刺激, 計4回計測を行った。204チャンネル全脳型脳磁計 (ニューロマグ社) を用いて, パスバンドフィルターを1.0-200Hzとし, データは, サンプリング周波数600Hzでデジタル化した。

「標準刺激─MPI─逸脱刺激」と連続する部分について,

刺激前50msから刺激後250msまでの300msの反応を100回加算した。逸脱刺激による加算波形から標準刺激による加算波形を減じた差分をもってMMNとした（なお，今回計測したのは電位ではなく磁場であるので，以下，慣例に従ってMMNmと標記する）。

　全204チャンネルのうち，左右それぞれの聴覚皮質近傍におかれた44チャンネルの差分波形をもっともよく説明する電流源強度を算出し，左右で比較した。その際，右半球におけるデータには左耳刺激時の反応を，左半球には右耳刺激時の反応を用いた。

❸ 結果（1）—MMN

　図7上段にshort MPI条件における左右それぞれの44チャンネルにおける，標準刺激と逸脱刺激による反応を示した。太線で示した逸脱刺激による波形と細線で示した標準刺激による波形の差分が，MMNmとみなせるかどうかは，ピークとなる潜時が重要となる。図7下段は左右44チャンネルにおける差分波形を説明する電流源の時間的推移をグラフ化したものである。両半球とも，MMNを十分説明できる波形が得られている。

　同様に，long MPI条件における結果を図8に示した。下段からわかるように，右半球においてはshort MPI条件同様MMNmが説明可能である一方，左半球においてはMMNmが出現していると説明することは困難な結果であった。

❹ 手続き（2）—言語性短期記憶検査（digit span）

　以下の3条件で言語性短期記憶の検査（digit span）を施行した。

図7
上段：太線が逸脱刺激による反応，細線が標準刺激による反応。左右それぞれ任意の1チャンネルをポップアップさせてある。
下段：左右半球とも，MMNを十分説明できる波形が得られている。
（Kojimaら，2014[21]より引用）

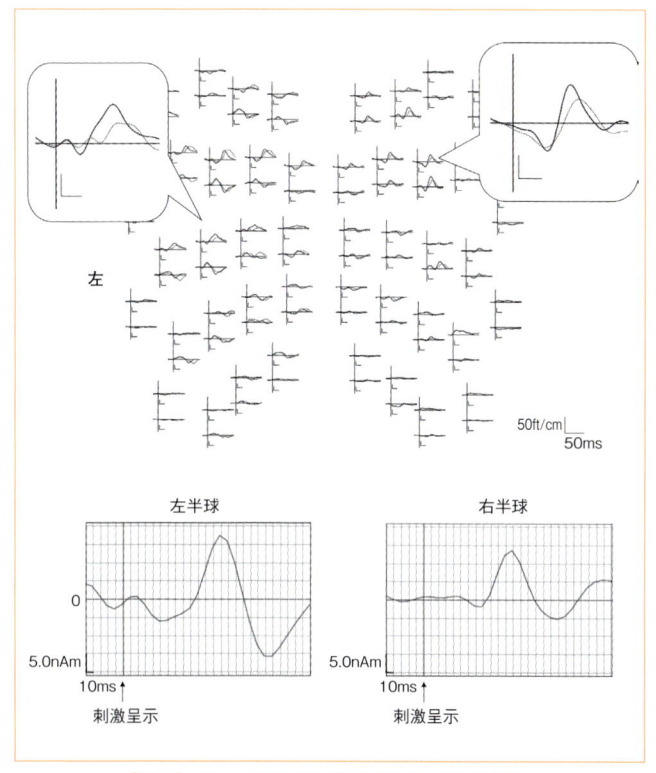

【図7】short MPI（左右各44チャンネル）
上段：左右44チャンネルの誘発磁場（short MPI条件），下段：左右44チャンネルのMMNm（差分波形）を説明する電流源強度の時間的推移

条件1：音声呈示-発話で応答（復唱）
条件2：視覚呈示-ポインティングで応答
条件3：音声呈示-ポインティングで応答

　刺激は1から9までの数字を用いた。条件1では数字を1つずつ1秒間隔で音声にて提示し，呈示終了直後に復唱を求めた。条件2では，パソコンのディスプレーに，数字を1つにつき1秒，1秒間隔で提示し，呈示終了直後に，ポ

図8
上段：太線が逸脱刺激による反応，細線が標準刺激による反応。左右それぞれ任意の1チャンネルをポップアップさせてある。
下段：左半球では，MMNを説明できる波形は得られていない。
(Kojimaら，2014[21]）より引用）

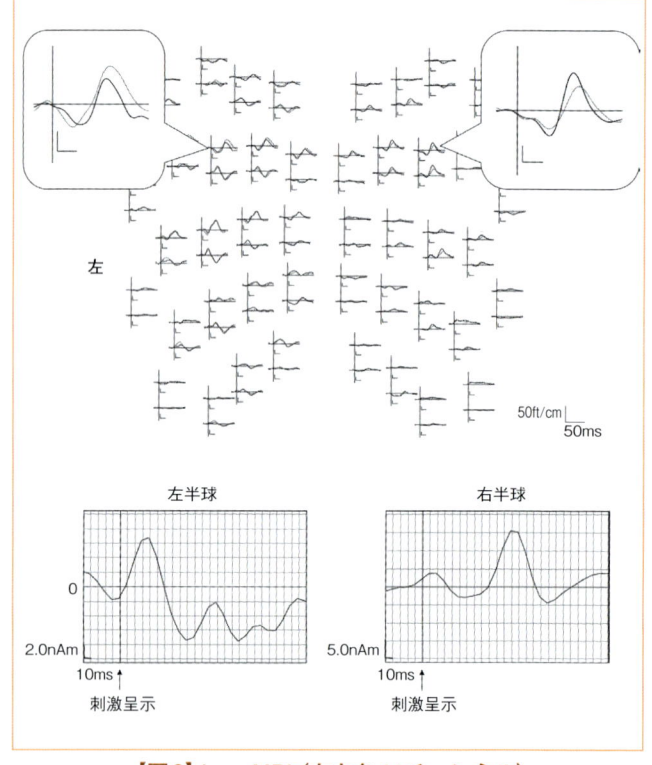

【図8】long MPI（左右各44チャンネル）
上段：左右44チャンネルの誘発磁場（long MPI条件），下段：左右44チャンネルのMMNm（差分波形）を説明する電流源強度の時間的推移

インティングで再生を求めた。ポインティングには，3行×3列に配置した1から9までの数字を用いた。条件3では，刺激の呈示は条件1同様で，反応方法は条件2同様とした。いずれの条件とも数字2つ（2桁）の長さから開始し，2回連続して失敗するまで桁数を増やしていった。データの信頼性を高めるため，上記の手続きで，日を変えて5回実施した。
　結果の判定については，条件1については日本版ウェク

スラー記憶検査法（WMS-R）の基準値を適用した。条件2・3については，40歳代の健常成人7名を対照群として成績を比較した。

⑤ 結果（2）—digit span

条件1における最大再生桁数は4桁であり，これはWMS-Rの基準値に照らして1パーセンタイルに相当する成績であった。条件2における最大再生桁数は6桁であった。対照群の成績は7.1±1.2桁であった。条件3における最大再生桁数は4桁であった。対照群の成績は7.6±0.5桁であった。

⑥ 結果全体のまとめ

MMNの結果から，本症例は，患側である左側頭葉において，聴覚性のメモリー・トレース（エコーイック・メモリー）の減衰が病的に亢進していると考えられた。また，digit spanでは，アウトプットのモダリティの違い（復唱であるか，ポインティングであるか）によらず，数字が音声でインプットされた際に，著明な成績低下を示すことが明らかとなった。

以上より，本症例においては，聴覚性のメモリー・トレースの脆弱性が言語性短期記憶課題成績に影響を及ぼしていることが示唆された。

Ⅶ. メモリー・トレースと言語性短期記憶（STM）

AtkinsonとShiffrin（1968）の記憶モデルは，短期記憶と長期記憶を明確に分離したことで知られているが[22]，筆者はそのことよりもむしろ，短期記憶（Short-Term-Store：STS）の前段階に感覚登録器（sensory register）を

設定している点に注目したい。感覚登録器とは，刺激が脳内に取り込まれる最初の段階のことであり，Broadbentの短期貯蔵に該当する。そこで素材は「生」の状態（言い換えると複雑なencodingを受けない状態）で，ごく短時間把持される。感覚モダリティごとに想定されており，聴覚における感覚登録器は，前述したエコーイック・メモリーと同義である。

　その後，記憶は単に短期から長期へといったシリアルな関係にあるのではなく，相互にダイナミックな関係を持つことが明らかになるにつれ，Baddeleyらのグループによる新たな記憶モデル（音韻ループ；phonological loop）[23]の提唱とともに，AtkinsonとShiffrin (1968) のモデル[22]は否定的に修正されることとなった（例えばVallarとPapagno, 1995）[24]。音韻ループのモデルから感覚登録器は消え，代わって音韻性短期貯蔵庫（phonological short-term store：STS）とリハーサル過程が中心的役割を担う。その後，言語性短期記憶がワーキング・メモリー（音韻性STSとリハーサル過程）の枠組みで論じられていく中で，感覚登録器，すなわちメモリー・トレースの問題はほとんど忘れ去られることになる（図9）。

Ⅷ. 言語性STM障害再考
―メモリー・トレースという視点から

　一般に，数唱（digit span）の選択的障害は言語性STM障害と言われ，その障害のありかは，音韻性STSとされている。しかし，音韻性STSより前の段階である聴覚性のメモリー・トレース（エコーイック・メモリー）と言語性STMとの関係については，これまで十分議論されてこなかった。本邦の失語症研究の領域においても，失語症者

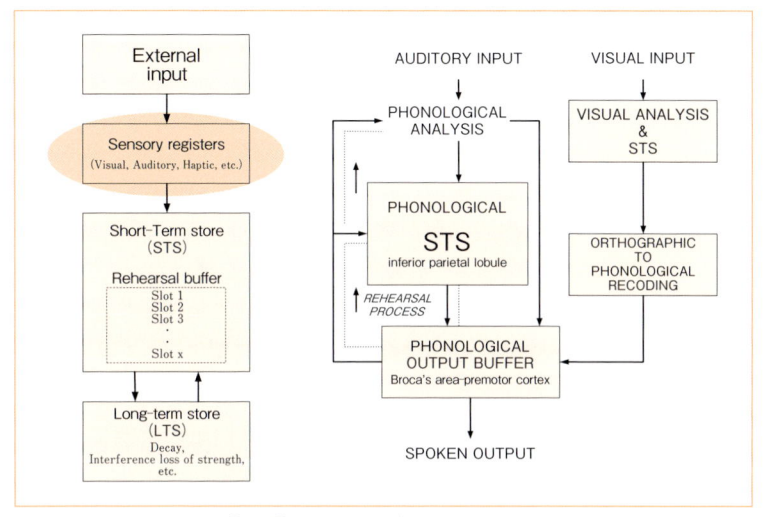

【図9】記憶のモデル（新旧対照）

左はAtkinson & Shiffrin（1968）のモデル，右はValler & Papagno（1995）のモデルを一部改変。Atkinson & Shiffrin（1968）のモデルにおける，sensory register（感覚登録器）に注目したい。

における聴覚的把持の問題に関して，メモリー・トレースという視点からの議論がなされることはなかったように思う。

また，今回詳細に立ち入る余裕はないが，音韻性STSに貯蔵されている情報が純粋に「音韻性」といえるのかどうか，という点についても再考の余地がある。一言だけ付記するとすれば，音韻性STSの中で，音韻はそのままphonologicalに存続しているわけではなく，何らかのencodingを受けてしまう可能性があるということをもっと想定すべきなのである。

言語性STM障害について，聴覚性のメモリー・トレース(エコーイック・メモリー)という観点からも検討する必要性については，すでに本シリーズ既刊「伝導失語」にお

いて，やや詳細に論じたところであるが（小嶋，2012）[25]，重複を恐れながらも，本項では，さらに「注意」という視点を加え，再度考察を試みた．

まとめ

(1) 選択的注意が機能する前提として，記憶（メモリー・トレース）が必要である理由を述べた．
(2) 注意は，記憶および意識との3項関係のもと，人間の知識あるいは経験を支える基盤ではないかという私見を述べた．
(3)「人間の心は生まれた時には白紙の状態である」とする，イギリス経験論哲学（認識論）の中に，選択的注意に関する議論の出発点が含まれていることを述べた．
(4) メモリー・トレースの脳内基盤の可能性として，事象関連電位 mismatch negativity（MMN）について述べた．
(5) メモリー・トレースの障害が，言語性STMに影響を及ぼしていることが疑われた自験例を呈示した．
(6) 言語性短期記憶（STM）障害について，注意とメモリー・トレースという観点から再考する必要性を述べた．

文　献

1) ネットで百科．株式会社日立ソリューションズ（「世界大百科事典」を核にしたインターネット百科事典検索サービス）
2) James, W. : The principles of psychology（Authorized edition）. Volume One. Dover Publication Inc, New York, 1950.（オリジナルは1890年）
3) Pinker, S. : The blank slate. The modern denial of human nature. Penguin Books, New York, 2002.
4) Berkeley, G. : A essay toward a new theory of vision.（初版は1709年）（下條信輔，植村恒一郎，一ノ瀬正樹，訳：視覚新論．勁草書房，東京，1990.）

5) Broadbent, D.H. : Perception and Communication. Oxford University Press, Oxford, 1987 (Reprint版). (オリジナルは1958年, Elsevier)
6) 苧阪直行：注意と意識の心理学. 岩波講座認知科学9「注意と意識」(安西祐一郎, 苧阪直行, 前田敏博, ほか, 編). 岩波書店, 東京, pp.1-52, 1994.
7) Treisman, A.M. : Contextual cues in selective listening. Quarterly Journal of Experimental Psyfholgy, 12 : 242-248, 1960. In : From perception to consciousness. Searching with Anne Treisman (eds Wolfe, J., Robertson, L.) Oxford University Press Inc, New York, pp.20-23, 2012.
8) Treisman, A.M. : Selective attention in man. British medical bulletin, 20 : 12-16, 1964.
9) Mandler, A.J. : Cognitive psychology : An essay in cognitive science. Psychology Press, New York, 1985.
10) Picton, T.W., Hillyard, S.A., Krausz, H.I., et al. : Human auditory evoked potentials : I. Evaluation of components. Electroencephalogr Clin Neuropsychol, 36 : 179-190, 1971.
11) Hillyard, S.A., Hink, R.F., Schwent, V.L., et al. : Electrical signs of selective attention in the human brain. Science, 182 : 177-180, 1973.
12) Hillyard, S.A., Hansen, J.C. : Attention. Electrophysiological approaches. In : Psychophysiology (eds Coles, M.G.H., Donchin, E., Porges, S.W.). The Guilford Press, New York, pp.227-243, 1986.
13) Näätänen, R., Gaillard, A.W.K., Mäntysalo, S. : Early selective-attention effect on evoked potential reinterpreted. Acta Psychol, 42 : 313-329, 1978.
14) Näätänen, R. : Attention and brain function. Lawrence Erlbaum Associates Inc Publishers, New Jersey, 1992.
15) Näätänen, R., Alho, K. : Mismatch negativity-a unique measure of sensory processing in audition. Int J Neurosci, 80 : 317-337, 1995.
16) Sams, M., Paavilainen, P., Alho, K., et al. : Auditory frequency discrimination and event-related potentials. Electroencephalogr Clin Neurophysiol, 62 : 437-448, 1985.

17) Näätänen, R., Kreegipuu, K. : The mismatch negativity as an index of different forms of memory in audition. In: Memory, aging and the brain (eds Bäckman, L., Nyberg, L.). Psychology Press, New York, pp.287-299, 2010.
18) Neisser, U. : Cognitive psychology. Prentice-Hall Inc, London, 1967.
19) Mäntysalo, S., Näätänen, R. : The duration of a neuronal trace of an auditory stimulus as indicated by event-related potentials. Biol Psychol, 24 : 183-195, 1987.
20) Karino, S., Yumoto, M., Itoh, K., et al. : A modified parallel paradigm for clinical evaluation of auditory echoic memory. Neuroreport, 16 : 683-687, 2006.
21) Kojima, T., Karino, S., Yumoto, M., et al. : A stroke patient with impairment of auditory sensory (echoic) memory. Neurocase, 20 : 133-143, 2014.
22) Atkinson, R.C., Shiffrin, R.M. : Human memory. A proposed system and its control processes. In: The psychology of learning and motivation 2 (eds Spence, K.W., Spence, J.T.). Academic Press, New York, pp.89-195, 1968.
23) Baddeley, A.D., Hitch G. : Working memory. In: The psychology of learning and motivation 8 (ed Bower, G.H.). Academic Press, California, pp.47-89, 1974.
24) Vallar, G., Papagno, C. : Neuropsychological impairments of verbal short-term memory. In: The handbook of memory disorders (eds Baddeley, A.D., Kopelman, M.D., Wilson, B.A.). 2nd ed., John Wiley & Sons, West Sussex, pp.249-270, 2002.
25) 小嶋知幸 : 復唱障害について. 伝導失語 (日本高次脳機能障害学会 教育・研修委員会, 編). 新興医学出版社, 東京, pp.151-169, 2012.

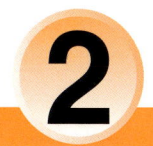

第Ⅲ章　トピックス

デフォルトモードネットワークと注意

慶應義塾大学医学部精神・神経科学教室, 慶應義塾大学ストレス研究センター　　加藤　元一郎

ワンポイント・アドバイス
臨床に役立つ　One-point Advice

　注意機能の異常な変動や注意力の一時的中断は，いわゆるトップダウンの制御過程の異常とみなされてきた。しかし，近年，これをデフォルトモードネットワーク活動のハードな認知過程への過剰な侵入という仮説で説明しようとする試みがある。デフォルトモードネットワークとは，機能的MRIにより明らかにされた，主に大脳内側正中部（cortical midline structures）に存在する脳システムで，前頭葉内側部，帯状回後部・脳梁膨大部近傍，頭頂葉内側部（楔前部）などを含んでいる。このデフォルトモードネットワークの抑制の障害は，注意欠如・多動性障害における不注意，Alzheimer病の早期の認知障害，さらにはてんかん発作における意識変容を説明する仮説としても臨床的にも興味深い。

はじめに

　従来から，持続性注意の障害ないしは注意機能の異常な変動，さらには注意力の一時的中断（lapse of attention）は，いわゆるトップダウンの制御過程の異常や能動的なより高次の認知処理プロセスの障害とみなされてきた[1,2]。しかし，最近，この注意障害をデフォルトモードネットワーク（default mode network）の異常という観点から説明しようとする仮説が提出されている。この仮説は，functional MRI（機能的MRI）における脳における比較的広範な領域の機能的結合（functional connectivity）に関する研究

Key Word
＊持続性注意
（sustained attention）
ある一定の時間における注意強度の維持能力。

と，注意欠如・多動性障害（attention-deficit/hyperactivity disorder：ADHD）の中核症状である不注意（inattention）の認知モデルについての研究などから進化してきた。そして，最近では，Alzheimer病において，デフォルトモードネットワークが早期から障害されているという仮説が提出され，また，てんかん発作とデフォルトモードネットワークの変容などの検討が行われている。これらの検討は非常に興味深い。しかし，このような神経画像研究や神経生理学的な詳細な研究に至る前に，デフォルトモードネットワークとはどういうものなのかを神経心理学的に理解する必要がある。

> KeyWord
> *認知モデル
> (cognitive model)
> 特定の認知活動のメカニズムを明示する仮説的説明。

Ⅰ．デフォルトモードネットワークとは

デフォルトモードネットワークとは，機能的MRIにより明らかにされた，主に大脳内側正中部（cortical midline structures：CMS）に存在する脳システムで，前頭葉内側部，帯状回後部・脳梁膨大部近傍，頭頂葉内側部（楔前部）などを含んでいる[3〜7]。このネットワークの理解のためには，まず，機能的MRIについての若干の理解が必要である。

> KeyWord
> *デフォルトモードネットワーク
> (default mode network：DMN)
> 機能的MRIで計測される安静覚醒時における脳の賦活状態。

機能的MRI研究では，被験者に対し，あるターゲット課題を施行させ，脳賦活状態を調べることで，課題に必要とされる処理と関連のある脳の部位を特定する。その際，コントロール課題を用意し，同じ被験者を対象として，ターゲット課題遂行時の脳賦活状態とコントロール課題条件での脳賦活状態を比較する（あえて簡単にいうと，前者から後者を引き算する）。コントロール課題として頻繁に用いられるのは，閉眼安静あるいはスクリーン中央に呈示される注視点の観察である。これを，通常REST課題（条件）と呼び，文字通り，この条件では，脳活動がREST（休息）

状態であることが仮定されている。通常の神経画像研究では，ターゲット課題施行時に，その課題（例えばワーキングメモリ課題）に応じた脳領域の特異的な活動の賦活（例えば，Brodmannの46野の活動上昇）が認められる。しかしながら，機能的MRI研究の分野では，REST課題よりもターゲット課題遂行時に脳活動が減少する領域が存在することが以前から知られていた。これがディアクティベーション（deactivation）と呼ばれているものであり，この活動低下がどのような脳機能ないしは心理学的な機能を反映しているか，その生起メカニズムは何かについての研究が徐々に進められてきた。すなわち，ディアクティベーションとは，別の言い方をすれば（上述した引き算という考え方からすると），REST状態においてより強く脳活動ないしは賦活がみられる脳部位があることを意味している。近年では，この活動低下現象の解明と並行して，REST状態における脳の賦活状態を「デフォルトモード」と呼び，この脳内ネットワークの解明が進んでいる[8]。このネットワークは，課題を負荷した場合，すなわち，計算や遂行機能課題など目標達成に向けられた認知活動（goal-directed cognitive processing）の際に，活動が減弱する（なくなりはしない）。つまり，特定の目標に向かって注意を集中し，計算や推論などの認知処理を行う際には，前頭葉外側部・頭頂側頭外側部の特定の領域の脳活動は高まり，これと逆相関する形で，デフォルトモードネットワークの活動は減少する[9]（図1）。頭頂葉内側部である楔前部と後部帯状回は，このネットワークの中でも中枢（hub）であるといわれている[10]。

一方，社会認知（social cognition）領域の神経画像研究では，覚醒休息中の活動とされてきたこのデフォルトモードネットワークは，自伝的記憶の想起，内省，内言，将来

図1
赤色で示した領域は，選択性注意やワーキングメモリに関与する領域の活動と正の相関を示す領域であり，緑色の領域は，選択性注意・ワーキングメモリ関連領域の活動と逆相関する領域である．すなわち，緑の領域がデフォルトモードネットワークの中心領域である．(Foxら，2007[9])より改変)

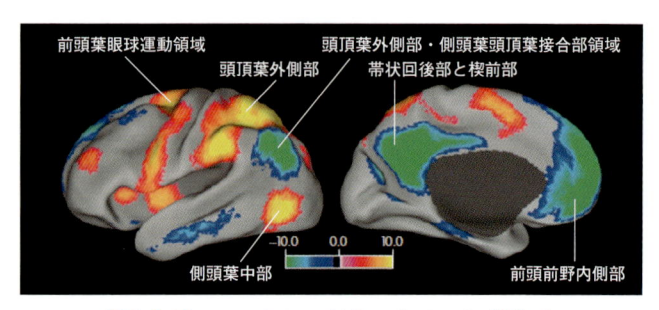

【図1】デフォルトモードネットワーク（緑）と目標達成に向けた認知活動領域（赤）

の予想，他人の考えを想像するなどといった内的な思考活動に際してその活動・代謝活性が高まることが知られてきた[11, 12)]。また，このネットワークの中心は，大脳皮質正中内側部構造CMSであり[13)]，このCMSの役割としては，自己に関連した刺激の表象，モニタリング（自己監視），自己の行為の評価，自己関連情報の統合などの自己に関連した情報処理（self referential processing）に重要な役割を果たしているとされている[14)]（この自己関連情報処理による賦活と機能的MRIにおける覚醒安静時の活動上昇は，MRIのガントリーの中で閉眼安静を求められた場合，被験者は，昨日の自分の失敗や未来の希望，または他人に言われた苦言を想起していると考えれば，論理的には解釈可能であるが問題はそう簡単ではないかもしれない）。

　デフォルトモードネットワークの機能そのものは，なおも十分には理解されていない．上述した所見以外に，このネットワークは，外界からの刺激から離れた自らの活動としての記憶想起や将来の予想などといった内的な自己と関連した思考活動に関わるという説や，広く外界の環境を焦点を定めず広く監視する役割（すなわち，見張り）を持つという説がある[15)]。Gusnardら（2001）によると，自己

関連情報の処理を重要視する前者は，デフォルトモードネットワークが，mind-wandering（横道にそれて，とりとめもなく思い出し考える）に関与するという説に類似している[16]。後者の見張り機能は，動物の進化の過程でみると，自然界の中，例えば捕食動物に気づかなくてはならないなどという状況下で必要であるといわれる。つまり，そのような状況下では，最初からある対象に意図的に注意を狭い範囲であてるのではなく，持続的かつ自動的に広く外界を監視する必要がある。そして，焦点をあてる注意が必要となった時に限り，この広く情報を得る見張り機能が抑制されると解釈されている。

II. デフォルトモードネットワーク異常と注意障害

次に，注意障害とデフォルトモードネットワークの異常との関連について簡単に述べる。これについては，まず，注意の一時的な中断は，デフォルトモードネットワークの活動を抑制することができないことにより生じるという認知心理学的研究が非常に重要である[17]（図2）。この報告では，正常人を対象とし，局所的文字と全体的文字から成る複合文字刺激に注意を向け，2つのタイプの文字の一致不一致を判断する課題において，注意の中断による不正確な反応や反応時間の遅延が，デフォルトモードネットワーク活動の抑制の低下（less deactivation）と関連するという所見が示されている。すなわち，デフォルトモードネットワークの活動を抑制することができない場合には，複合文字課題とは無関連の，例えば空想・夢想（daydreaming）や外的環境を広く監視するといった精神活動が生じるという。そして，機能的MRI実験におけるデフォルトモード領域のDeactivationの大きさは，課題に無関連の思考による課

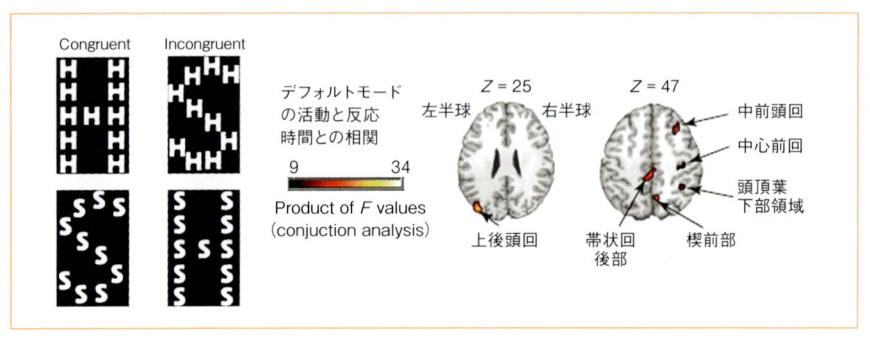

【図2】反応時間の延長とデフォルトモード活動

Congruent：局所的文字と全体的文字が一致する場合，Incongruent：局所的文字と全体的文字が一致しない場合．被検者は，一致不一致の判断をできるだけ早く行うように要求される．デフォルトモードの活動が反応時間の延長と相関することを示す．相関が大きな場合が赤色から黄色で示されている．楔前部と帯状回後部の活動が反応の遅さと相関する．
正常例において，注意の一時的な中断は，デフォルトモードネットワークの活動を抑制することができないことにより生じる（Weissmanら，2006[17]より改変）．

題の中断の頻度と逆相関するとされている．いいかえれば，課題に関連のない思考が行われれば行われるほど，デフォルトモード領域の活動低下が減少する，すなわち，この領域がより活動するという．つまり，正常では，前頭葉外側部における認知的制御（特定のゴールを目指した認知活動）に関与する脳領域と，ゴールとは無関連の（non-goal-directed）デフォルトモードネットワークとの間の逆相関が，注意の中断が生じることを防御していると仮説が主張されている．そして，例えば，ADHDという発達障害では，この相関関係が障害されている，つまり，デフォルトモードネットワークの抑制障害が生じているという仮説が提案された．すなわち，ADHDの不注意の成因として，デフォルトモードネットワーク活動の抑制障害仮説が提唱されているのである．Sonuga-BarkeとCastellanos（2007）[18]も，デフォルトモードネットワーク活動の能動的な認知処理過程への干渉や侵入がADHDにおける行動

成績の異常な変動の原因となりうる可能性を指摘している。この仮説は，脳活動のダイナミックなネットワークの変異をも含めた興味深い認知モデルであり，今後注目されるべきものであると考えられる。

　このADHDについての仮説を検討した研究では，ADHDの成人において，前部帯状回腹側部および後部帯状回のREST状態における活動の障害，すなわち，デフォルトモード領域に属さない前部帯状回背側部と，デフォルトモード領域に属する後部帯状回・頭頂葉内側部（楔前部）の機能的連結の減少が報告されている[19]。さらに，子供のADHDにおいて，メチルフェニデートなどの刺激剤を服用していない状態では，健常児童に比較して，デフォルトモード領域の活動の抑制が減少していること，さらに刺激剤を服用することにより，前部帯状回腹側部および後部帯状回におけるデフォルトモード活動の抑制が改善した（抑制が強まった）ことが示された[20]。また，このデフォルトモード活動は，注意課題中におけるmind-wanderingの程度と相関したという。デフォルトモードネットワーク活動の能動的な認知処理過程への干渉・侵入仮説は，ADHDの不注意の成因として，その治療的側面を含めて確からしいという見解が優勢である。

おわりに

　以上，注意障害の認知モデルとして，デフォルトモード障害仮説を紹介した。デフォルトモードネットワーク活動のハードな認知過程への過剰な侵入という仮説は大変魅力的であり，今後検討が重ねられるべき問題と考えられる。なお最後に，デフォルトモードネットワーク活動の異常はADHD以外の病態にも関与することが示唆されていることを付け加えたい。例えば，てんかんとデフォルトモードネットワー

クの関連については，いくつかの報告がある．欠神や意識減損とデフォルトモードネットワークの活動の低下が関連するといった報告や，また，Archerら(2003)[21]は，全般化した棘徐波複合の際にfunctional MRI上で後部帯状回の活動の低下がみられ，この低下が欠神と関わると述べている．その他，全般てんかんの際の棘徐波複合や欠神とデフォルトモードネットワークの活動の低下を示す報告[22,23]もある．さらに，Alzheimer病においても，デフォルトモードネットワークが早期から障害されているという研究[24〜26]があることを付け加えておきたい．

文　献

1) 加藤元一郎：前頭葉機能障害の診かた．神経心理学，24：96-108, 2008.
2) 加藤元一郎：注意障害の臨床的評価法．専門医のための精神科臨床リュミエール10「注意障害」(加藤元一郎，鹿島晴雄，編)．中山書店，東京，pp.184-189, 2009.
3) Gusnard, D.A., Akbudak, E., Shulman, G.L., et al.：Medial prefrontal cortex and self-referential mental activity：Relation to a default mode of brain function. Proc Natl Acad Sci USA, 98：4259-4264, 2001.
4) Raichle, M.E., MacLeod, A.M., Snyder, A.Z., et al.：A default mode of brain function. Proc Nat Acad Sciences, 98：676-682, 2001.
5) Raichle, M.E., Snyder, A.Z.：A default mode of brain function：a brief history of an evolving idea. Neuroimage, 37：1083-1090, 2007.
6) Greicius, M.D., Krasnow, B., Reiss, A.L., et al.：Functional connectivity in the resting brain：a network analysis of the default mode hypothesis. Proc Natl Acad Sci USA, 100：253-258, 2003.
7) Van Horn, J.D.：The new perspectives in fMRI research award：exploring patterns of default-mode brain activity. J Cog

Neurosci, 16 : 1479-1480, 2004.
8) Gusnard, D.A., Raichle, M.E. : Searching for a baseline : functional imaging and the resting human brain. Nat Rev Neurosci, 2 : 685-694, 2001.
9) Fox, M.D., Raichle, M.E. : Spontaneous fluctuations in brain activity observed with functional magnetic resonance imaging. Nature Rev Neuroscience, 8 : 700-711, 2007.
10) Fransson, P., Marrelec, G. : The precuneus/posterior cingulate cortex plays a pivotal role in the default network : evidence from a partial correlation network analysis. Neuroimage, 42 : 1178-1184, 2008.
11) Ochsner, K.N., Beer, J.S., Robertson, E.R., et al. : The neural correlates of direct and reflected self-knowledge. Neuroimage, 28 : 797-814, 2005.
12) Iacoboni, M., Lieberman, M.D., Knowlton, B.J., et al. : Watching social interactions produces dorsomedial prefrontal and medial parietal BOLD fMRI signal increases compared to a resting baseline. Neuroimage, 21 : 1167-1173, 2004.
13) Schneider, F., Bermpohl, F., Heinzel, A., et al. : The resting brain and our self : self-relatedness modulates resting state neural activity in cortical midline structures. Neuroscience, 157 : 120-131, 2008.
14) Northoff, G., Bermpohl, F. : Cortical midline structures and the self. TRENDS in Cognitive Sciences, 8 : 102-107, 2004.
15) Buckner, R.L., Andrews-Hanna, J.R., Schacter, D.L. : The brain's default network : anatomy, function and relevance to disease. Ann NY Acad Sci, 1124 : 1-38, 2008.
16) Mason, M.F., Norton, M.I., Van Horn, J.D., et al. : Wandering minds : the default network and stimulus-independent thought. Science, 315 : 393-395, 2007.
17) Weissman, D.H., Roberts, K.C., Visscher, K.M., et al. : The neural bases of momentary lapses in attention. Nat Neurosci, 9 : 971-978, 2006.
18) Sonuga-Barke, E.J., Castellanos, F.X. : Spontaneous attentional fluctuations in impaired states and pathological conditions : a neurobiological hypothesis. Neurosci Biobehav Rev, 31 : 977-

986, 2007.
19) Castellanos, F.X., Margulies, D.S., Kelly, C., et al. : Cingulate-precuneus interactions : a new locus of dysfunction in adult attention-deficit/hyperactivity disorder. Biol Psychiatry, 63 : 332-337, 2008.
20) Peterson, B.S., Potenza, M.N., Wang, Z., et al. : An FMRI study of the effects of psychostimulants on default-mode processing during Stroop task performance in youths with ADHD. Am J Psychiatry, 166 : 1286-1294, 2009.
21) Archer, J.S., Abbott, D.F., Waites, A.B., et al. : fMRI "deactivation" of the posterior cingulate during generalized spike and wave. Neuroimage, 20 : 1915-1922, 2003.
22) Gotman, J., Grova, C., Bagshaw, A., et al. : Generalized epileptic discharges show thalamocortical activation and suspension of the default state of the brain. Proc Natl Acad Sci USA, 102 : 15236-15240, 2005.
23) Kobayashi, E., Bagshaw, A.P., Grova, C., et al. : Negative BOLD responses to epileptic spikes. Hum Brain Mapp, 27 : 488-497, 2006.
24) Broyd, S.J., Demanuele, C., Debener, S., et al. : Default-mode brain dysfunction in mental disorders : a systematic review. Neurosci Biobehav Rev, 33 : 279-296, 2009.
25) Buckner, R.L., Sepulcre, J., Talukdar, T., et al. : Cortical hubs revealed by intrinsic functional connectivity : mapping, assessment of stability, and relation to Alzheimer's disease. J Neurosci, 29 : 1860-1873, 2009.
26) Buckner, R.L., Andrews-Hanna, J.R., Schacter, D.L. : The brain's default network : anatomy, function, and relevance to disease. Ann N Y Acad Sci, 1124 : 1-38, 2008.

第Ⅳ章
治　療

1. 注意障害・意欲障害の経過

2. 注意障害のリハビリテーション

3. アパシーの薬物治療，リハビリテーション
   脳損傷後の発動性低下，disorders of diminished motivation（動機減少障害）に対して

第Ⅳ章 治療

注意障害・意欲障害の経過

足利赤十字病院精神神経科　船山　道隆

> **臨床に役立つ ワンポイント・アドバイス**
> One-point Advice
>
> 　注意障害や意欲障害は脳損傷後の生活や就労に大きく関わる。本稿では，まず，発症から1年以上経過した60歳未満の男性例の就労の状況に，意欲障害，知能，記憶障害，遂行機能障害，年齢，教育歴といった要素がどのように関連するかを調べた結果を報告する。重回帰分析の結果，就労には意欲障害がもっとも影響し，WAISの動作性IQが若干影響することが示された。次に，注意障害や意欲障害が認められた症例の中で，数年の経過を追うことができた例を挙げ，発症から数年経過しても多くの例で注意障害や意欲障害は軽度改善する可能性を提示した。
> 　注意障害や意欲障害のリハビリテーションにおいては，本人の意欲を促すような目標や環境の設定が大事である。

はじめに

　注意障害や意欲障害を高次脳機能障害の臨床現場で取り上げることは重要である。臨床現場では，たとえ麻痺，感覚障害，失語症が存在せず，改訂長谷川式簡易知能評価スケール（HDS-R）が正常範囲内であっても，注意障害や意欲障害が存在すると生活全般が低下する症例にしばしば遭遇する。特に，注意障害や意欲障害が重度であるとリハビリテーションが困難である[1]。また，小児期や成人期に脳損傷後に注意障害や意欲障害が出現した場合，学習，就職，仕事，結婚，子育てなど人生そのものに多大な影響を与え

る．したがって，われわれは注意障害や意欲障害の程度を把握し，改善の経過を追うことや，改善に向かうための適切な環境づくりを設定することが重要である．

本稿では最初に，高次脳機能障害者の就労状況に対して，意欲，知能，記憶，遂行機能といった各認知機能がどのように影響をしているか調べた結果を報告する．次に注意障害や意欲障害を長期に追えた例からそれぞれの経過を報告する．

Ⅰ．高次脳機能障害者の就労と各神経心理所見の関連

高次脳機能障害者の就労状況と神経心理所見の関連の検討は少ないため，今回，どの神経心理所見が就労と関連するかを調べた．

❶ 対象

対象は足利赤十字病院高次脳外来通院中の153例の中で，発症から1年未満の症例，変性疾患，各種神経心理検査を施行できない重症例を除いた，60歳未満の男性47例とした．本来は女性も対象とすべきだが，就労状況が男性よりも均一ではないため，今回は男性だけの調査とした．病因は，脳血管障害が28名，外傷が15名，脳腫瘍2名，神経梅毒1名，難治性てんかん脳外科手術後1名である．47例の年齢は47.3±9.1歳，教育歴は13.4±1.9年，発症からの経過年数は7.3±7.1年，HDS-Rは22.2±4.0点であった．

❷ 方法

就労状況を数値化するために，公共職業安定所での分類

を参考にして，就労指数として5を正規雇用，4を非正規雇用および障害者雇用枠での就労，3を就労訓練（自立支援法に基づく），2をデイケア，1を自宅のみ生活状況とした。神経心理所見は，知能をWAISの言語性IQおよび動作性IQ，記憶をリバーミード行動記憶検査（RBMT）の標準プロフィール点，遂行機能を慶應版ウィスコンシン・カード・ソーティング・テスト（KWCST）の達成カテゴリー数，意欲障害を標準意欲評価法の面接による意欲評価スケールを用いた。統計的処理は，最初に就労指数と各種神経心理所見に関してスピアマン順位相関係数検定（単回帰分析）を行い，次に従属変数を就労指数とし，説明変数を各神経心理所見，年齢および教育歴とした重回帰分析を行った。発症からの年数については，就労できない場合に当外来への通院を長期にわたって継続していることが多いという偏りがあるため，今回の分析からは省いた。各説明変数同士の相関行列を作成したところ，相関が0.8を超えるものはなかったため，すべての説明変数を入れて重回帰分析を行った。

> KeyWord
> *標準意欲評価法
> 高次脳機能障害の日常臨床の場において重要な意欲に関する標準的な評価法。面接評価，質問紙法，日常生活行動評価，自由時間の日常行動観察の4つのスケールから成る。

❸ 結果

47例のWAISの言語性IQは88.6±17.8，動作性IQは81.6±19.6，RBMTの標準プロフィール点は12.6±7.5点（24点満点，40歳から59歳のカットオフ得点は16/17であり，少ないほうが障害あり），KWCST達成カテゴリー数は3.4±2.2点（6点満点，健常者平均3.7±1.9[2)]，少ないほうが障害あり），意欲障害は20.2±16.4点（60点満点，50代のカットオフ値は3，多いほうが障害あり）であった。

47例のうち，5（正規雇用）は6名，4（非正規雇用および障害者雇用枠での就労）が9名，3（就労訓練）が5名，2（デイケア）が16名，1（自宅のみの生活）が11名であった

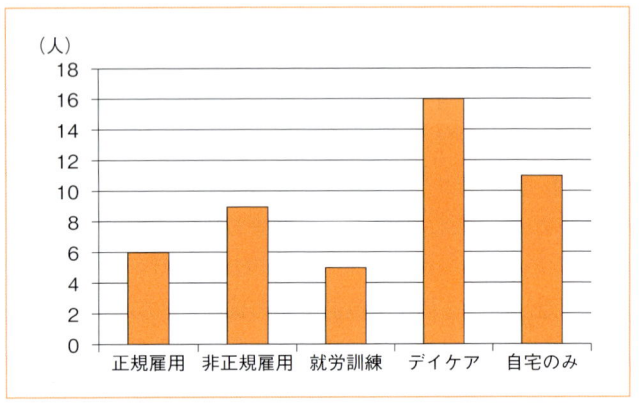

【図1】高次脳機能外来通院中の60歳未満男性47例の就労状況

（図1）．すなわち，就労できていた例は非正規雇用も含めて47名中15名（32%）だけであり，2/3以上が就労できていない状況であった。

単回帰分析で0.5以上の相関係数を認めた神経心理所見は，高い順から意欲障害（r＝－0.64, p＜0.01）（図2），動作性IQ（r＝0.63, p＜0.01）（図3），言語性IQ（r＝0.57, p＜0.01），KWCST達成カテゴリー数（r＝0.54, p＜0.01），教育歴（r＝0.50, p＜0.01）であった。意欲障害と就労指数の散布図（図2）に示されているように，正規雇用として就労している場合は，意欲障害がないか軽度にとどまった。一方で，意欲障害が重度の場合は，デイケアか自宅のみの生活であることが多かった。動作性IQについては，正規雇用として就労しているケースは全例90以上であった。非正規雇用として就労している場合も全例が75以上であった。

次に重回帰分析の結果を示す。重回帰分析（Ru＝0.49）におけるt値で示した影響度，すなわち，就労に結びつく

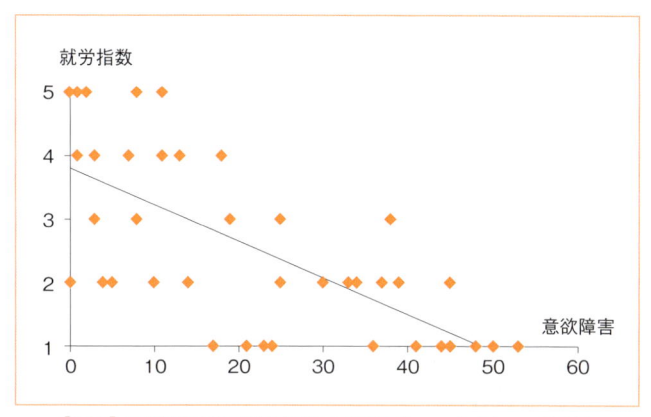

【図2】意欲障害と就労指数の相関（r＝−0.64, p＜0.01）

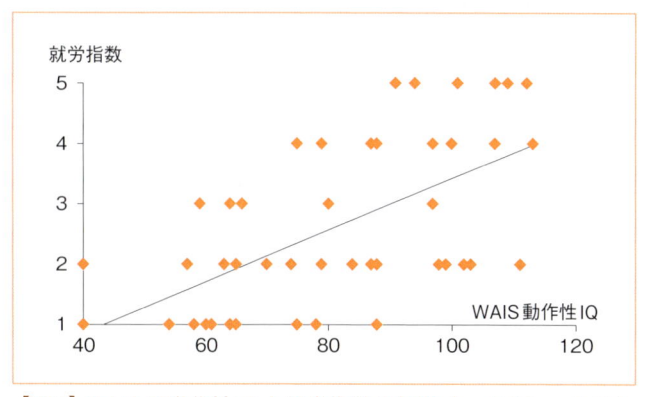

【図3】WAISの動作性IQと就労指数の相関（r＝0.63, p＜0.01）

因子の大きさは，意欲障害（t＝−3.7, p＜0.01），動作性IQ（t＝2.5, p＝0.02），教育歴（t＝1.5, p＝0.15），遂行機能（t＝1.4, p＝0.17），言語性IQ（t＝−1.0, p＝0.32），記憶（t＝0.4, p＝0.72），年齢（t＝0.0, p＝0.98）の順で大きかった（図4）。本研究からは，就労には意欲障害と動作性IQの影響は統計学的に有意に影響していた。その中でも意欲障害がもっとも影響していた。

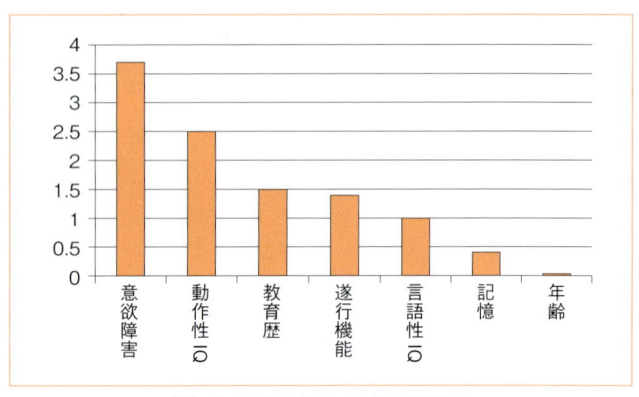

【図4】就労度数に対する影響度
（重回帰分析によるt値の絶対値）

❹ 考察

　これらの結果から，就労には意欲障害がもっとも関係し，動作性IQが次に関係することが示唆された。この結果は，高次脳機能障害であっても意欲障害が軽度であって，動作性IQが保たれていれば，何らかの就労に結び付く可能性が十分にあり得るということである。意欲障害と就労の関連は過去の文献では筆者は探すことができなかったが，動作性IQに関しては，就労した際の作業能力に動作性IQがもっとも関連していたという松田の報告[3]とも関連する結果となった。重回帰分析にて記憶障害の影響が少ないことは意外であったが，当院高次脳機能外来通院者の就職先は複雑な仕事よりも多くの場合は比較的単調な作業であることや，失語症によってRBMTの成績の低下した例があることに起因する可能性がある。

　本研究の問題点はいくつかある。まず，注意障害を説明変数に入れていないこと，行動障害や脱抑制の影響も考慮していないこと，発症から1年以上経過しても次項に示すように若干の意欲障害の改善を認めることが少なくない

が，この長期経過を考慮に入れていないことである。さらに，意欲障害が他の認知機能と同列に扱えるかという根本的な問題もある。すなわち，意欲障害あるいは注意障害は，言語や記憶といった機能よりも，より全体に関わる基本的な機能である。また，ここで用いた就労指数についても議論があると思われる。最後に，データ数が47例と少ないことや単独施設での研究であることも問題である。

このような様々な問題点はあるものの，このデータはわれわれが高次脳機能障害患者の就労を検討していく上で，ひとつの指標になる可能性はあると思われる。

II. 注意障害と意欲障害の長期経過

前述の研究からは，意欲障害の存在が就労を大きく阻んでいることがわかった。では，高次脳機能障害者の注意障害や意欲障害の長期経過はどうだろうか。ここでは，長期経過を追えた例からその経過をみていきたい。

① 対象と方法

対象は前項と同様，足利赤十字病院高次脳外来通院中の153例の中で，変性疾患を除いた例である。その中で，注意障害に関してはTrail Making Test Aを発症から1年後と3年後に測定していた例を取り上げた。意欲障害については，標準意欲評価法の面接による意欲評価スケールを発症から1年後と3年後に測定していた例とした。(この選択にはバイアスがあり，それを考慮する必要がある。)

② 注意障害の経過

対象となった例は，男性10例，女性5例の合計15例であった。病因は10例が脳血管障害，3例が外傷，2例が脳

> **→ KeyWord**
> *** Trail Making Test**
> 注意障害の検査として有名であり，Part Aは数字の1から25を結び，Part Bは1から13までの数字と「あ」から「し」までのひらがなを交互に線で結んでいく検査である[5]。

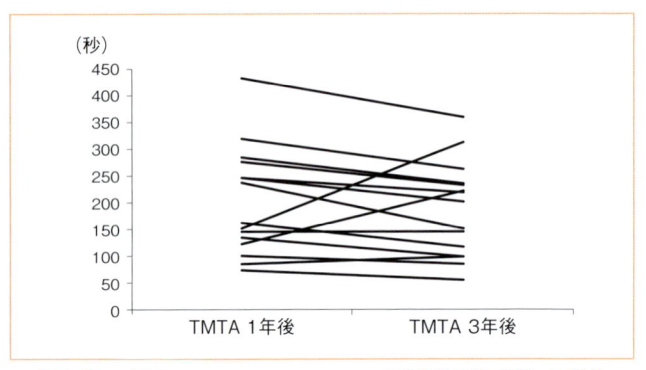

【図5】15例のTrail Making Test Aの所要時間（秒）の変化

炎であった。年齢は57.3±13.1歳，教育歴12.8±1.6年，発症から3年後のHDS-Rは21.5±4.6点であった。15例の発症から1年後（9ヵ月後から15ヵ月後）のTrail Making Test Aの所要時間は201.3±97.8秒，発症から3年後（30ヵ月から42ヵ月）の所要時間は186.7±85.5秒であり，全体として15秒ほど短縮していた（図5）。改善の有意差（ウィルコクソン符号付順位和検定にてp＝0.12）は認めなかったが，経過中に逆に悪化した例は15例中3例だけであった。しかし，50代健常者のTrail Making Test Aの所要時間は109.3±35.6秒と報告されているため[4]，やはりこの15名の群は発症3年後であっても健常者と比較すると低下していた。

❸ 意欲障害の経過

標準意欲評価法の面接による意欲評価スケールを発症から1年後と3年後に測定していた例を対象とした。男性23例，女性5例の合計28例，病因は21例が脳血管障害，5例が外傷，1例が脳炎，1例がてんかん重積後であった。年齢は56.4±9.6歳，教育歴12.6±1.4年，発症から3年後

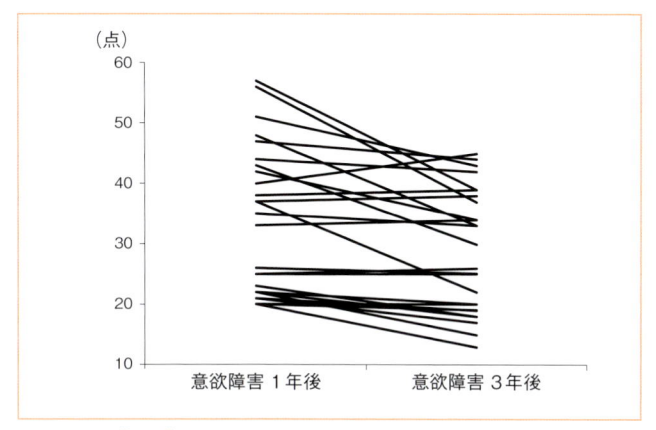

【図6】28例の標準意欲評価法の面接による意欲評価スケールの変化

のHDS-Rは19.7±7.9点であった。発症1年後の意欲評価スケールで調べた意欲障害は34.3±11.7，発症3年後は29.1±9.7であり，全体的には60点評価法で5点ほど改善していた（図6）。経過中に逆に悪化した例は28例中4例だけであり，1年後から3年後にかけての改善は統計学的に有意であった（ウィルコクソン符号付順位和検定で$p<0.01$）。

III. リハビリテーションにおける注意障害と意欲障害

　前述のように，意欲障害は就労にもっとも影響する因子であり，高次脳機能障害の中でも注目すべき障害である。また，上記に示したように注意障害や意欲障害は長期にわたって軽度改善する可能性がある。当然のことであるが，明確な目標，あるいは達成感や報酬があると意欲は出やすい。われわれ臨床家は，少しでも改善するような適切な目標づくりや環境づくりを行うことが大事である。

文献

1) 北條具仁, 船山道隆, 中川良尚, ほか：下垂体腺腫により全盲とアパシーを呈した症例への認知リハビリテーション. 認知リハビリテーション, 17：17-25, 2012.
2) 豊倉 穣, 田中 博, 古川俊明：情報処理速度に関する簡便な認知検査の加齢変化 健常人における paced auditory serial addition task 及び trail making test の検討. 脳と精神の医学, 7：401-409, 1996.
3) 松田妙子, 稲葉健太郎, 松井和夫, ほか：脳外傷者の職業定着要因分析 名古屋市総合リハビリテーションセンター職能開発課退所者98名の分析から. 職業リハビリテーション, 20：2-9, 2007.
4) 高倉 徹, 尾崎浩子：Trail Making Test. Journal of Clinical Rehabilitation, 18：246-250, 2009.
5) 鹿島晴雄：注意障害と前頭葉機能. 神経研究の進歩, 30：847-848, 1986.

第Ⅳ章　治療

注意障害のリハビリテーション

横浜市立脳血管医療センター　早川　裕子

> **臨床に役立つ ワンポイント・アドバイス**
> One-point Advice
>
> 　注意は心身の状態と直結している。ゆえに，注意障害のリハビリテーションにおいては，まず，土台となる身体の状況の把握，視覚や聴覚など感覚入力の保障，情動や感情の把握が必須である。
> 　従来の注意障害のリハビリテーションは，SohlbergのAttention Process Trainingに代表される，注意に特化した机上の紙やコンピュータを使った基礎訓練を積み上げる方式のボトムアップ・アプローチが注目されてきた。しかし，リハビリテーションに求められているのは生活や行動の改善である。よって生活に直結した機能の獲得をめざすトップダウン・アプローチとして，具体的な目標指向型の訓練にもっと目を向ける必要がある。
> 　一方で，効果的な訓練を行うには，的を射た評価が不可欠である。分析的な評価は，注意障害そのものを改善する直接的介入が有効なのか，代償や補填が必要なのか，環境を整えることが先決なのかを見極め，最良の結果を得るリハビリテーションの実施を導くだろう。

はじめに

　「注意障害」は，臨床場面で頻繁に使う言葉のひとつである。しかし，「この患者には注意障害がある」というだけでは，リハビリテーション上何の意味もなさない。リハビリテーションにもとめられていることは，注意障害の有無を把握することでも，検査の得点が向上することでもなく，

生活や行動が改善することだからである。

本項では，臨床的な立場から注意障害のリハビリテーションについて述べる。まず，ごく素朴な注意障害の特徴からリハビリテーションの糸口をさぐる。ついで，目標指向的なアプローチ，分析的な評価と訓練について述べる。

Ⅰ．注意障害の特徴

注意障害は，脳損傷の有無にかかわらず，誰もが日常的に経験することである。例えば，ボールペンやカギなどの日用品をどこかに置き忘れたり，何かをし忘れたりすること，または，ゲームや本に熱中して時間を忘れること，極度の緊張で自分のしていることがわからなくなることなど，誰でも経験があるだろう。これらは，注意障害の経験といえる。

注意障害のリハビリテーションというと，つい身構えてしまうが，まず自分自身が経験する日常的な注意障害に目を向けると，リハビリテーションの鍵になることが発見できる可能性がある。

❶ コトが起こったときにはじめて自覚できる

注意障害の難しいところは，注意が足りないその瞬間には，注意が足りないことに気づけないことである。何らかのコトが生じてはじめて「あのとき注意していなかった」と自覚できる。

例えば，ボールペンの置き忘れについて考えてみる。人に呼ばれたなど，ボールペン以外の何かに注意が向き，「ボールペンをここに置くぞ」の注意を払わずにボールペンをその場に置く。その瞬間には，そこに注意障害が存在したとは気づかない。数分，あるいは数時間後，ボールペンが

ないことに気づく。つまり「ボールペンがない」というコトに気づいたときにはじめて，ボールペンを置いた瞬間の不注意を自覚することになる。

例えば，置き忘れたボールペンが見つかり，今度こそは忘れないように「ボールペンをここに置くぞ」と十分注意したときや，「ボールペンを使わないときは必ず胸ポケットに入れる」という行動が習慣化してしまえば，置き忘れは生じない。

『コトが起こったときにはじめて自覚できる』という特徴は，リハビリテーションをする上で，失敗やエラーの経験が注意障害の気づきに利用できる可能性を示す。ただし，エラーは，気づきや自覚にのみ有効であることに配慮を要する。注意障害の予防や補完を目的とした行動の習慣化には，失敗をさせず，正しい行動を繰り返し経験させること，つまり，エラーレス学習が有用である。

> **KeyWord**
> *エラーレス学習
> 間違えをしない（エラーレス）で経験を繰り返す学習方法。

❷ 注意していれば生じない

上記の特徴は，裏返せば，「注意していれば注意障害は生じない」ということである。これもまた，リハビリテーションに有利な特徴である。注意障害による問題行動を予防するには，行動を起こす前に注意を喚起すればよい。注意できないのであれば，コトが生じたとしても，問題が起こらない環境を作ればよい。

例えば，先ほどのボールペンの置き忘れでいえば，注意喚起のためにボールペンにあらかじめ鈴をつけておく，ボールペンを常に首から下げたまま使う，胸ポケットのある洋服を身につけボールペンをしまう習慣をつける，万が一忘れても誰かに気づいてもらうためにボールペンに名前シールを貼る，周囲の人に「しょっちゅう忘れるので，忘れていたら声をかけてください」と伝えておく，など，様々

な工夫ができる。

　これらの工夫は，不足した注意そのものを改善させる介入ではない。むしろ，注意を怠った場合の結果の予測と，その予測をもとに取るべき行動を立案したものである。これはまさに，遂行機能を利用した注意障害の補完であり，遂行機能の強化が注意障害を補う可能性を示す。障害のある当事者が補完する手段を考えることができれば最高であるが，そうでなくとも，周囲が障害を予測し環境を整えることで，障害を生じさせないこともできる。

> **KeyWord**
> ***遂行機能**
> 問題に対する目標や計画を設定し，行動を選択して遂行する機能。

❸ 心身の状態と直結している

　例えば，風邪で体調がすぐれないときや，トイレに行きたいとき，私たちは集中できるだろうか。自分は癌かもしれない，息子がいじめをうけている，妻に離婚の希望があるらしい，など，心配になることを聞かされた後はどうだろう。人の話をうわのそらで聞いたり，運転中に愛車をこすってしまったりするかもしれない。仕事でもうっかり約束を忘れたり，間違えたり，作業が遅くなるかもしれない。

　注意は身体と心の影響をダイレクトに受ける。つまり，注意を十分機能させるためには，心身が安定している必要がある。注意障害のリハビリテーションにおいては，心身の状況を把握し，問題があればその点を解決し，注意を機能させる土台を作ることが重要である。

Ⅱ．注意を機能させる3つの土台

　前述したように，注意は心身と直結している。効果的なリハビリテーションのためには，土台となる心身の機能を把握し，問題があれば解決しておく。ここでは心身の3つの土台について述べる。

土台は，一方で，整える対象としてだけでなく，土台そのものを訓練に応用できる側面も有する。例えば，復職を目指した訓練では，ある程度疲労した通勤後の状態でも効率よく作業ができるか，雑音があっても電話の内容が正しく把握できるか，など，環境が整っていない場面を想定した評価・訓練を展開させることも可能である。

❶ 身体の土台

身体の状態は，注意機能に直結する。身体の具合が悪ければ，注意機能を十分発揮できない。よって，注意障害のリハビリテーションにおいては，まず体力を向上させること，体調を整えることが必要である。

脳血管障害や脳外傷では，急性期には突然の発症・受傷，入院で，疾患による障害に加え，安静や活動量の低下により身体機能は低下する。慢性期であっても，障害のために家に閉じこもりがちで体力が落ちていることもある。

非常に基本的なことだが，疾患の特徴に加え，使用している薬剤，便や尿の排泄に関すること，過度な空腹・満腹の有無，睡眠，疲労，痛み，しびれ，耐久力などの情報を確認した上で，注意機能の評価や訓練を考える。それには，高次脳機能障害に関わる職種だけでなく，他科の医師や理学療法士などとも連携し，身体機能や体力にも目を向けることが必要である。

❷ 感覚入力の土台

よく見えない，聞こえないといった状況があれば，それもまた注意を大きく妨げる。入力する感覚様式が保障されていなければ，十分な機能は発揮できない。

老眼や近視などの問題があれば，眼鏡や天眼鏡を用意する。白内障や緑内障，視野障害など，視覚に支障をきたす

条件があるのなら，部屋の明るさや対象の大きさ，配置などに考慮する。難聴や耳鳴など，聴覚についても同様である。補聴器の確認や，聞きとりやすい音声の配慮，雑音の少ない環境の準備，聴覚を補う視覚刺激の利用などを行う。必要に応じて，臭覚や体性感覚についても配慮する。

❸ 情動・感情の土台

　情動や感情も大きく注意に影響する。気になることや悩みがあれば自ずと注意機能は低下する。喜びや怒りによる高揚も影響する。情動や感情の安定は，注意の土台である。

　リハビリテーションにおいては，注意の評価や訓練をする際，今患者がどういう状況にあるのか背景を知っていて，さらに，そのことを考慮できなくてはならない。障害の理由が，注意自体の問題なのか，感情などが影響した二次的なものなのかを見極めることは容易ではない。しかし，少なくとも何の配慮もなしに判断することは避けるべきである。

Ⅲ. 目標指向的なアプローチ

　ごく個人的な臨床経験からいえば，いわゆるテスト的な課題を用いた注意訓練の適応は難しい。患者にとっては，苦手なことをさせられるのであるから，負担も大きい。正直なところ，私自身がさせられる側だったら訓練拒否になるだろうと思うことも少なくない。この負担を強いるだけのメリットがあるかというと，あるともないとも言いがたい。注意の訓練は，コンピュータ課題などを駆使できる有望な分野だが，その確証は難しい段階とされている[1]。

　日常生活は注意機能単独では成り立たない。注意障害に特化した訓練だけでは，生活や行動の改善をえられないこ

とも多い。臨床的にもっと試みるべきアプローチは，目標指向型の訓練である。目標指向型注意訓練とは，机上の紙やコンピュータを使った基礎積み上げ式の訓練ではなく，生活に直結した行動の改善を目標にかかげ，それに必要な機能の獲得をめざす訓練である。前者をボトムアップ・アプローチとするならば，目標指向型注意訓練はトップダウン・アプローチである[2]。

鎌倉[2]はその例として，Wilsonら[3]のシングルケーススタディーを詳細に引用している。対象は，読書に集中できないと訴えた30代の頭部外傷後の患者である。彼は復職を強く希望していた。訓練は自宅で，発症後9～13ヵ月の4ヵ月間実施し，はじめの40日は「今までの記録に基づき，今日は必ず○秒間注意をそらさず読めます」と言わせ，目標が達成したら秒数を10％増やした。次の段階では騒音下でも読書できる時間を段階的に増やした。結果，開始当初，読書中90秒に1回の頻度で注意の逸脱があったが，訓練後は逸脱が減少し，最終的に「読むことを楽しめるようになった」と述べるまでになった。

この報告のポイントは，「読書に集中できるようになりたい」という具体的な行動を目標にすえた点である。目標を明確にすること，日々の変化を目に見える形に焼き直すこと，それらを緻密にプランとして提示し，訓練として実行している。これができれば，行動の改善を症例と共有し，効果を実感できる訓練になり得る。

しかし，適切な目標を設定することは容易ではない。特に入院中の生活では，患者自身が退院後の生活を予測して，具体的な目標を定めることは難しい。ここで2つの自験例を示す。Wilsonらの報告とは異なり，症例の自発的な目標行動を指向した訓練ではないが，いずれも，具体的な行動の獲得を指向した訓練例である。

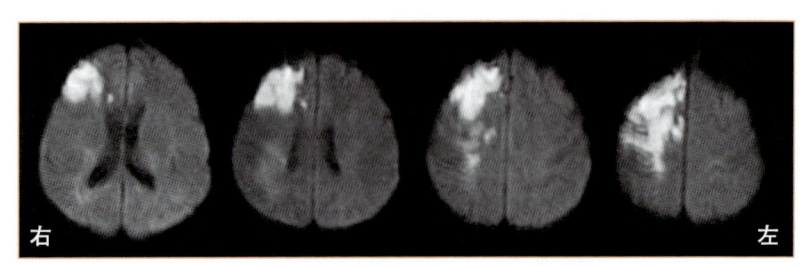

【図1】症例1の急性期MRI拡散強調画像

(早川裕子:訓練の意欲はあるのに持続して取組むことが難しかった症例. 高次脳機能障害マエストロシリーズ2画像の見かた・使いかた(三村　將, 早川裕子, 石原健司, ほか著). 医歯薬出版, 東京, 2006[4] より改変)

【症例1】移乗動作獲得を目標にした事例[4]

57歳　右手利き　女性　脳梗塞　左片麻痺

脳画像では，右中大脳動脈領域および前大脳動脈領域に梗塞巣を認めた(図1)。

神経心理学的には，見当識は良好であったが，多弁で，汎性注意障害，左半側空間無視，運動維持困難を認めた。汎性注意障害は，訓練中話しをしないように指示しても，黙っていられず，注意の持続性の問題と，ちょっとした物音や人影に注意が向き，集中できず，過剰な転導性が示唆された。Mini Mental State Examination(以下MMSE)は26/30点であった。

発症から約1ヵ月後の訓練において，車いすとベッドの間の移乗動作獲得をめざした。方法は，注意の持続時間を考慮し，ひとつの言語指示に対応する動作を徐々に増やす方向ですすめ，移乗準備のための一連の車いす操作を6つの手順に細分化し，5段階の言語指示を設定した(図2)。まず，「ブレーキ」と指示されたら，左右のブレーキを自分でかけるところから開始した。最初は左側のブレーキを忘れていたが，「ブレーキ」の言語指示後に左右のブレーキの2動作が必要であることはすぐに定着した。ひとつの手順

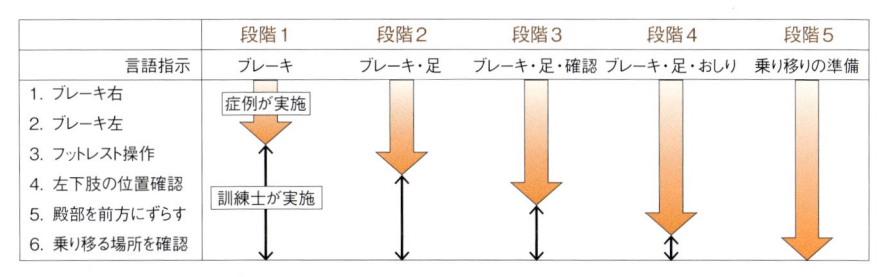

言語指示	段階1 ブレーキ	段階2 ブレーキ・足	段階3 ブレーキ・足・確認	段階4 ブレーキ・足・おしり	段階5 乗り移りの準備
1. ブレーキ右					
2. ブレーキ左					
3. フットレスト操作					
4. 左下肢の位置確認					
5. 殿部を前方にずらす					
6. 乗り移る場所を確認					

【図2】移乗準備動作の言語指示と段階づけ

太い矢印は言語指示から症例自身が実施する動作,細い矢印は訓練士が実施する動作を示す.徐々に症例が実施する動作を増やし,最終的には「乗り移りの準備」と指示すれば一連の動作を行うことが可能となった.
(早川裕子:訓練の意欲はあるのに持続して取組むことが難しかった症例.高次脳機能障害マエストロシリーズ2画像の見かた・使いかた(三村 將,早川裕子,石原健司,ほか著).医歯薬出版,東京,2006[4])より改変)

が定着したら指示の段階をひとつ上げ,症例自身が実施する動作を増やした.約1ヵ月間の訓練で「乗り移りの準備」というキーワードで一連の手順を行うことが可能となった.

移乗準備動作が獲得された時点でも,多弁や,過剰な転導性は残存した.

【症例2】調理動作獲得を目標にした事例[5]

40歳 右手利き 女性 右視床出血 左片麻痺

脳画像では,右視床後外側に脳動静脈奇形と思われる信号域と,側頭・頭頂葉皮質下に病巣を認めた(図3).

神経心理学的には,注意障害,記憶障害,左半側空間無視を認めた.MMSEは29/30点,Kohs立方体組合せテストIQ 58,Rivermead Behavioral Memory Test標準プロフィール点18/24,Trail Making TestのPart Aでは3分46秒を要し,Part Bは途中で誤り完遂できなかった.

発症から約5ヵ月までの訓練では,麻痺に対する訓練などに加え,退院後の家事動作を想定した訓練を実施した.洗濯物たたみや,食器洗いなどは比較的安全に可能であったが,作業は雑で,自宅での実施には助言や見守りが必要

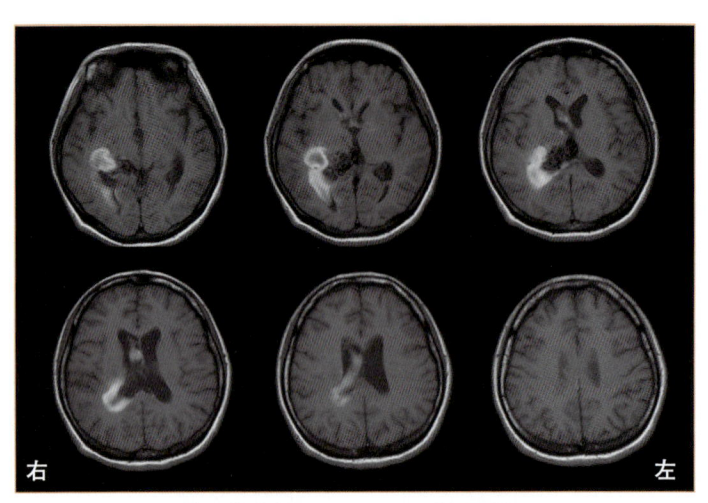

【図3】症例2のMRI　T1強調画像

(小倉郁子, 早川裕子, 三村　將, ほか：高次脳機能障害を持つ患者に対する調理訓練の経験. 認知リハビリテーション2007 (認知リハビリテーション研究会, 編). 新興医学出版社, 東京, 2007[5] より改変)

であると思われた。そのことを指摘すると, 症例は「これは本物じゃないから。家ならできる」と発言した。包丁操作の評価として実施した木製の包丁で粘土を切る模擬動作では, 左手が粘土を把持していないことや, 左側の切り残しがあったが,「できる」「手を切ることもない」「退院したら家族の食事を作る」「今までやっていたことだから大丈夫」と述べた。

訓練では, 調理場面での危険や困難に症例自身が気づくことと, 現実的な調理への参加形態を検討することを目的に調理訓練を実施した。

しかし, 調理は, 症例自身にとって「できる」活動であり, 症例自身の目標指向的な訓練として展開することは困難であったため, 訓練士が動作の安全確認をする目的で調理実習を行うと伝えて実施した。

調理訓練は, 退院前の1ヵ月間, 計8回実施した。訓練は,

切る，盛りつけるなど，部分的な調理から開始し，徐々に手順を増やした。また，症例の危険認識を促すため，訓練中はケガや火傷などが生じる直前まで見守り，訓練士が危険回避困難と判断したときに作業を中断させた。そして，中断させた直後に，止めなかった場合に起こったであろうことを症例に想像させた。

結果，当初は「慣れたら大丈夫」など楽観的な言動を繰り返していたが，その都度危険を指摘されたことで，徐々に困難さに気づき，自ら「左手を切ってしまうかもしれないから包丁は使わない」「火事になったらこわい。うちにかえっても火は使わない」と述べるに至った。

退院後の調理については，パン食中心の朝食準備は可能であること，朝食以外でも味付けや盛りつけなどは安全に可能であること，ヘルパーや家族が一緒にいる時には調理の幅を広げられることなどを家族とともに確認した。退院時の神経心理学検査は概ね変化はなかった。

Ⅳ．分析的な評価と訓練

これまで注意障害のリハビリテーションというと，注意に特化した訓練に焦点があたっていた。例えばSohlbergらのAttention Process Training（APT）などである[6]。Sohlbergら[7]は，脳損傷患者4名にAPTを実施したところ，効果があったことを報告した。さらに，そのうち3名は訓練した項目だけでなく，生活の自立度も改善したという。

臨床的には，生活や行動改善に結びつきやすい，目標指向型のトップダウン・アプローチをもっと取り入れるべきだと考えるが，効果的な訓練を行うには，的を射た評価が不可欠である。分析的な評価があってこそ，注意障害そのものを改善する直接的介入が有効なのか，代償や補填が必

要なのか，環境を整えることが先決なのかを見極めることができる。

本邦では，豊倉ら[8]がAPTを一部修正し，Modified attention process training（MAPT）を用いた評価と訓練を著している。また，訓練法ではないが，日本高次脳機能障害学会が開発した標準注意検査法（Clinical Assessment for Attention：CAT）[9]は，日本人のデータで標準化した検査であり，対象者の年代にあわせて検査結果を判定できる点が評価として用いやすい。

先に引用した高次脳機能障害の訓練に関するメタアナリシスの報告では，注意障害に関する訓練において，亜急性期における直接的な注意訓練と，実生活での代償手段を身につける指導は，「適応を強く薦められる」としている[1]。今後は，注意障害を分析的に評価・訓練することと，目標指向型訓練を組合せた，より効果的なリハビリテーションの実施が必要であろう。

おわりに

科学の研究対象としての「注意」は，長い間興味が注がれ続けている。最近では注意欠如・多動性障害（attention-deficit/hyperactiveity disorder：ADHD）など，発達障害の分野での研究も盛んである。脳損傷者を対象とした研究に限らず，また，ヒトだけでなく動物を対象とした研究もある。手法も，実験心理学的なものから，脳画像研究，電気生理学的実験など，さまざまである。その結果，注意と脳の関係について，覚醒に関わる網様体だけでなく，頭頂葉，側頭葉，前頭葉に加え，帯状回や皮質下構造の関わりもわかってきている[10]。

しかし，脳損傷によって生じた注意障害をどう治療すれば治るのか，という答えは得られていない。今後，多くの

研究で得られた知見がリハビリテーションとリンクし，エビデンスのある介入が可能になるよう，努力しなければならない．

文　献

1) Cicerone, K.D., Langenbahn, D.M., Braden, C., et al. : Evidence-based cognitive rehabilitation: updated review of literature from 2003 through 2008. Arch Phys Med Rehabil, 92 : 519-530, 2011.
2) 鎌倉矩子：注意の障害．高次脳機能障害の作業療法（鎌倉矩子，山根　寛，二木淑子，編）．三輪書店，東京，2010.
3) Wilson, C., Robertson, I.H. : A home-based intervention for attentional slips during reading following head injury : a single case study. Neuropsychol Rehabil, 2 : 193-205, 1992.
4) 早川裕子：訓練の意欲はあるのに持続して取組むことが難しかった症例．高次脳機能障害マエストロシリーズ2画像の見かた・使いかた（三村　將，早川裕子，石原健司，ほか著）．医歯薬出版，東京，2006.
5) 小倉郁子，早川裕子，三村　將，ほか：高次脳機能障害を持つ患者に対する調理訓練の経験．認知リハビリテーション2007（認知リハビリテーション研究会，編）．新興医学出版社，東京，pp.40-45, 2007.
6) Sohlberg, M.M., Mateer, C.A. : Cognitive rehabilitation. An integrative neuropsychological approach (eds Sohlgerg, M.M., Mateer, C.A.). Guilford press, New York, 2001.
7) Sohlberg, M.M., Mateer, C.A. : Effectiveness of an attention : training program. J Clin Exp Neuropsychol, 9 : 117-130, 1987.
8) 豊倉　穣，本田哲三，石田　暉，ほか：注意障害に対するattention process trainingの紹介とその有用性．リハビリテーション医学, 29 : 153-158, 1992.
9) 日本高次脳機能障害学会 Brain Function Test 委員会：標準注意検査法・標準意欲評価法（日本高次脳機能障害学会，編）．新興医学出版社，東京，2006.
10) Posner, M.I. : Cognitive Neuroscience of attention. Guilford press, New York, 2004.

第Ⅳ章 治療

3 アパシーの薬物治療, リハビリテーション
脳損傷後の発動性低下, disorders of diminished motivation（動機減少障害）に対して

埼玉県総合リハビリテーションセンター, 東京福祉大学大学院社会福祉学研究科　先崎　章

> **臨床に役立つ ワンポイント・アドバイス**
> One-point Advice
>
> アパシーや発動性の低下は「やる気の回路」（前帯状回と扁桃体, 基底核, 側坐核からなる）の損傷や機能低下, あるいは心理的な機制（欲求の階層レベルがまだ低い, 自己効力感や結果期待が低い, 報酬がない）により生じる。
> 薬物療法（ドパミン受容体刺激薬, 賦活系の抗うつ薬）と非薬物療法（日常課題ルーチンの利用, 行動療法, 運動療法, 達成感と自己実現の喚起）を併用する。
> アパシーは本来, 意識障害や注意障害が回復していることを前提とした状態であるが, 脳損傷後の場合は注意や遂行機能のトレーニングを行う余地がある。地域の支援施設, デイケア, 作業所, 活動支援センターへの通所が心身の廃用を予防する。
> 知能や記憶力が正常に近く, 内省が期待できる場合には, 認知と行動の両方に働きかける余地がある。一方, 諸機能が全般的に低下している場合には, 心地よい帰結を本人が得るように, 行動の面を中心に介入する。両側前頭前野損傷例では日課を周囲で固めていくこと, 低酸素脳症例では地域資源を粘り強く利用させ家族をサポートしていくことが大切である。

> **KeyWord**
> ＊アパシー
> ApathyはAという否定接頭語がpathy, 元はPathosという用語に付いてできた言葉である。すなわち, 欲情, 怒り, 喜び, 悲しみなどの快楽や苦痛を伴う感情が「ない」ことをいう。

Ⅰ. アパシーとは

アパシーが問題となる脳損傷のうち, リハビリテーション科が扱う頻度が多い疾患は, （前頭葉損傷を伴う）脳卒中, 脳外傷, 低酸素脳症, あるいは皮質下の広汎な虚血性の変化

※注1：apathy…無気力，動機づけの欠如；意識障害や認知障害がないことを前提としている。

※注2：abulia…意志欠如；前頭葉性の自発性低下を指す時によく用いられる。もともと統合失調症の重篤な陰性症状としての無為に用いられていた。

※注3：akinetic mutism…無動無言症；本来，神経学的な運動性の無動を指し，基底核病変による無動などでよく用いる。

がみられる多発性ラクナ梗塞，あるいはビンスワンガー病などである。欧米の教科書ではapathy※注1，abulia※注2，akinetic mutism※注3をひとまとまりのdisorders of diminished motivation（動機減少障害）として扱い，表1の関連疾患を挙げている[1]。本稿でもこれら3つの状態をアパシーとして以下述べる。なぜならこの三者はしばしば区分不可能であるからである。

脳損傷後のアパシーの出現は，疾病の種類に因っているというよりは，脳損傷部位やダメージの程度に由来すると考えられる。すなわち，やる気（motivation）の回路（図1）がどれだけ正常に近く作動しているかにかかっている。しかしその一方で表1下段にあるように，神経学的疾患とたまたま合併している内科疾患（例として，中年女性の甲状腺機能低下症）や薬物依存の既往，そしてむしろ通常は必ず併存しているといってよい社会環境的な原因にも由来しうる。本稿では，アパシーへの対応が言及されている脳外傷や脳卒中のテキストを参考に，治療について薬物療法と非薬物療法（リハビリテーション）に分けて述べる。

II．薬物療法

❶ 認知機能や覚醒度改善のために

まず，認知機能や覚醒度を上げることにより，結果として二次的にアパシーが改善する可能性がある※注4。脳外傷後の認知機能障害（注意障害や記憶障害）に対する薬物療法の効果についての主な論文を表2に挙げた。精神刺激薬は直接的に覚醒度を上昇させ，認知機能を改善しうる。これらのエビデンスを基に，認知機能や覚醒度の改善のために，欧米の脳外傷のテキスト[19]では表3のような治療薬を挙げている。これは脳外傷に留まらず，脳損傷一般に当

※注4：本来apathyは，認知機能や覚醒度は正常ということを前提としている。しかし本稿でのアパシーは脳損傷後によくみられる病態ということで，臨床現場に則してもっと広い概念で述べている。

【表1】apathy, abulia, akinetic mutisum と関連する疾患・病態

神経学的疾患
● 前頭葉関連 　前頭側頭型認知症 　前大脳動脈梗塞 　前交通動脈瘤破裂 　腫瘍 　水頭症 　外傷 ● 右半球関連 　右中大脳動脈梗塞 ● 大脳白質関連 　虚血性白質病変 　多発性硬化症 　Binswanger 脳症 　HIV　　　　● 基底核関連 　Parkinson 病 　Huntington 病 　進行性核上性麻痺 　一酸化炭素中毒 ● 間脳関連 　視床の病変・梗塞 　Wernicke-Korsakoff 症候群 ● 扁桃体関連 　Klüver-Bucy 症候群 ● 多局部関連 　Alzheimer 病 　（アパシーはおそらく前頭葉皮質, 頭頂葉皮質, 　扁桃体の変性と関連している）

内科疾患
発動性低下を伴う甲状腺機能亢進症 甲状腺機能低下症 偽副甲状腺機能低下症 Lyme 病 Wilson 病 慢性疲労症候群 testosterone 欠乏症 衰弱状態（例；悪性腫瘍, 腎不全, 心不全）

薬物依存
向精神薬, 特に定型向精神薬 SSRI (Selective Serotonin Reuptake Inhibitors) マリファナ依存症 精神刺激薬（コカインやアンフェタミン）の離脱 コカイン関連の脳卒中（皮質下）

社会環境的な原因（報酬の欠如, インセンティブの喪失, コントロール感覚の欠如）
役割の変更 施設病

環境の要因
自動車事故 落下（特に年配者） スポーツ関連外傷 戦争関連外傷

(Marin, R.S., Wilkosz, P.A. : Disorders of Diminished Motivation. Textbook of Traumatic Brain Injury econd edition (eds Silver, J.M., et al.). American Psychiatric Publishing Inc., pp.295-305, 2011[1] より著者訳)

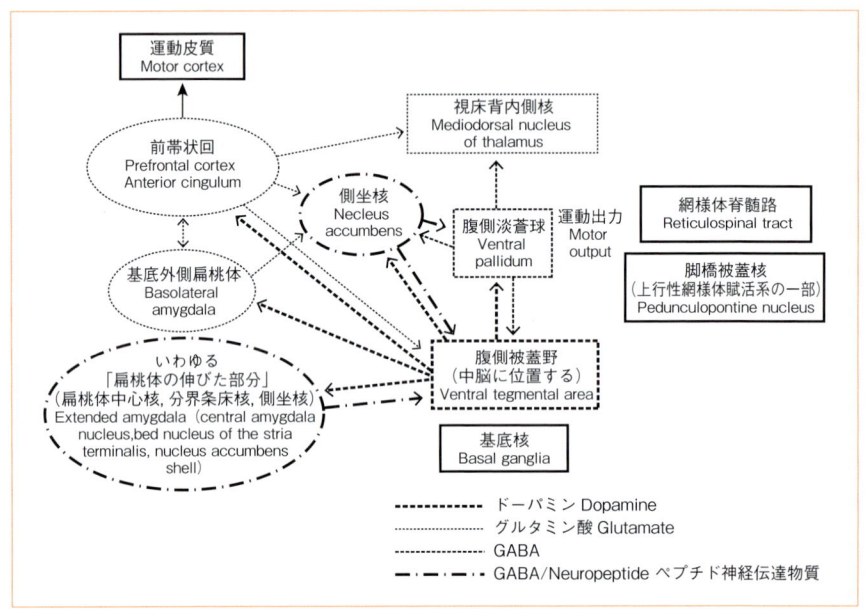

【図1】やる気（motivation）の回路

(Marin, R.S., Wilkosz, P.A. : Disorders of Diminished Motivation. Textbook of Traumatic Brain Injury econd edition (eds Silver, J.M., et al.). American Psychiatric Publishing Inc., pp.295-305, 2011)[1] より著者訳)

てはまりうる。このうち精神刺激薬（methylphenidate, dextroamphetamine）は依存性や耐性があり，日本では厳しく使用を制限されている。あるいはパーキンソン病／症候群治療薬（bromocriptine, levodopa, carbidopa）は，脳損傷の後遺症である注意障害や反応速度の低下の改善を狙って投与し，その結果として発動性の向上を期待する場合は保険適応外投与となる。

❷ 発動性の低下に対して

一般に脳損傷者に「発動性の低下」がみられ，意識障害（せん妄も含む）や抑うつがみられない（本人に抑うつ感情

[表2] 脳外傷後の注意障害や記憶障害に対する薬物療法の効果についての主な研究

薬剤名	文献	例数	対象者の特徴	重症度	研究の質	結果
[精神刺激薬]						
methylphenidate	Gualtieri CT et al (1988) 文献2	15	慢性期での注意障害、記憶障害を自覚	(−)	二重盲検（プラシーボとの比較）	0.15〜0.3mg/kgを一日おきに投与。10例で衝動性や選択性注意の改善がみられた
methylphenidate	Plenger PM et al (1996) 文献3	23	亜急性期	軽度〜中等度	RCT	0.3mg/kgを一日おきに30日間投与。投与中は注意障害が改善したが、3ヵ月時点では違いはない。練習記憶や精神活動のスピードが有意に向上した
methylphenidate	Whyte J et al (1997) 文献4	19	亜急性期〜慢性期	軽度〜重度	RCT	0.25mg/kgの1日2回投与にて覚醒や精神活動のスピードが有意に向上した
methylphenidate	Whyte J et al (2004) 文献5	34	注意低下のある亜急性期	中等度〜重度	二重盲検（プラシーボとの比較）	0.3mg/kgを一日2回6週間投与。処理速度や注意（介護者の観察による）が向上した
methylphenidate	Speech TJ et al (1993) 文献6	12	慢性期	重度	二重盲検, RCT	0.3mg/kgを一日2回投与したが、記憶や注意散漫に有意な改善はみられなかった
methylphenidate	Williams SE et al (1998) 文献7	10	小児の亜急性期	軽度〜重度	二重盲検（プラシーボとの比較）	行動や注意や記憶、処理速度に有意な改善はみられなかった
dextroamphetamine	Hornstein A et al (1996) 文献8	22	リハビリテーション期	重度	事後的な調査	5〜30mg/日の投与で、22例中10例で注意力やリハへの参加性において良い効果があった
[ドパミン機能関連薬]						
bromocriptine	Whyte J et al (2008) 文献9	12	脳外傷後3ヵ月以上経過	中等度〜重度	RCT	5mg投与8週間で注意力の向上はみられなかった
amantadine	Kraus MF et al (1997) 文献10	7	脳外傷後の前頭葉症候群	(−)	ケーススタディ	400mg投与により注意機能が向上した
amantadine	Schneider WN et al (1999) 文献11	10	急性期	中等度〜重度	二重盲検（プラシーボとの比較）	100〜300mg投与にてプラシーボと比較して注意機能に違いはなかった
[コリンエステラーゼ阻害薬]						
physostigmine	Levin HS et al (1986) 文献12	16	記憶障害のある入院中の脳外傷者	中等度〜重度	二重盲検（プラシーボとの比較）	3.0mgあるいは4.5mg投与で注意の持続が改善した
physostigmine	Cardenas DD et al (1994) 文献13	36	記憶障害のある脳外傷者	重度	二重盲検（プラシーボとの比較）	2〜4mg投与にて44%の例で注意機能に反応がみられた
donepezil	Zhang L et al (2004) 文献14	18	亜急性期	軽度〜重度	二重盲検（プラシーボとの比較）	10mgを10週間投与にて注意の持続や短期記憶が有意に改善した
donepezil	Trovato M et al (2006) 文献15	3	若い脳外傷	重度	A-B-Aデザイン	5〜10mg投与にて3例とも語記憶検査で改善がみられた
rivastigmine	Silver JM et al (2006) 文献16	157	亜急性期	軽度〜重度	RCT	3〜6mgを12週間投与したが注意や言語性記憶に有意な改善はなかった
rivastigmine	Tenovuo O et al (2009) 文献17	69	慢性期	(−)	RCT	12mgを8週間投与で、コンピュータ検査では注意とワーキングメモリーの改善がみられた。一方、臨床症状にはプラセボと有意な違いを見出せなかった
donepezil, galantamine, rivastigmine	Tenovuo O (2005) 文献18	111	慢性期	軽度〜重度	オープンラベル	donepezilで41%、galantamineで60%、rivastigmineで59%に、度・注意に対する反応がみられた

RCT (Randomized Controlled Trial：無作為化比較試験)

【表3】認知機能や覚醒度改善のための治療薬

薬剤名	開始量（欧米）	最大量（欧米）	著者注（日本での使用条件等）
methylphenidate	2.5mgを1日2回	20mgを1日3回	日本ではリタリン®で販売されているが、現在ナルコレプシー以外の疾患には処方できない。
dextroamphetamine	2.5mgを1日2回	20mgを1日3回	欧米でADHDの治療などに処方。日本では覚せい剤取締法により使用できない。
amantadine	100mgを朝1回	200mgを1日2回	シンメトレル®（パーキンソン症候群治療薬）。脳梗塞後遺症に伴う意欲・自発性の低下に保険適応あり。
bromocriptine	2.5mgを朝1回	20mgを1日3回	日本ではパーロデル®で販売。ドパミン受容体刺激薬だが、認知機能改善目的の投与は保険適応外。
sinemet（levodopaとcarbidopaの合剤）	levodopa 100mgを1日3回	levodopa 250mg錠1日4回	levodopaとcarbidopaの合剤。日本ではネオドパストン®、メネシット®が類似。Parkinson病・症候群以外の疾患では保険適応外。
modafinil	100mgを朝1回	200mgを1日2回	精神刺激薬だがドパミンに働かず、H1受容体を刺激。ナルコレプシー以外の疾患では保険適応外。
donepezil	5mgを1日1回	10mgを1日1回	日本では開始量3mg。Alzheimer型認知症以外の疾患では保険適応外。

（欧米の脳外傷の標準的なテキスト（Silver, J.M., et al.: Psychopharmacology. Textbook of Traumatic Brain Injury（eds Silver, J.M., et al.）. American Psychiatric Publishing Inc., pp.609-639, 2005[19]）より一部改変、筆者注を付けて作成）

の自覚がない）場合，原因として以下の3つがある[20, 21]。①喜怒哀楽の情動とさらに高度な感情の連携過程が破壊されている（前頭葉内側面，前部帯状回回路あるいは線条体，あるいは淡蒼球腹側の辺縁系の損傷），②遂行機能の低下がみられる〔前頭葉背外側部皮質や背外側前頭前皮質回路（皮質下）の損傷に代表されるが，前頭葉以外の損傷にても起こりうる〕，③自動的賦活化過程の障害により自らの発想や行動が障害されている（両側前頭葉損傷や大脳全般の損傷），の①〜③である。このうち特に①③の場合が，apathy（無気力）やabulia（意志欠如）がみられる状態であろう。しかしこれまで述べてきたように，apathy（無気力），abulia（意志欠如），akinetic mutism（無動無言症）の判別は難しく，しばしば三者が同居している。

このような前頭葉損傷者や脳の全般的な損傷に由来する「発動性の低下」に対して，薬物療法はどう行うのか。欧米の脳外傷の標準的なテキスト（2005年発刊）[22]では三者を区別せずに治療薬を挙げている（表4）。このテキストの第2版[1]でもほぼ同様の表となっている※注5。

③ 日本での現実的な薬物療法

このabulia（意志欠如）に対して，あるいはhypoarousal（覚醒障害）に対して，かつては日本でも精神刺激薬（methylphenidate）を投与していた時期があった。これは表2に示したように，1980年代後半から1990年代にかけて欧米の複数の研究でmethylphenidateの有効性がRCT（Randomized Controlled Trial；無作為化比較試験）で確認された[22]ことによる。しかし日本では，リタリン®の不正使用（乱用）による規制強化（2007年）に伴い，ナルコレプシー以外の者に投与が事実上できなくなった。

現在，脳梗塞の場合には，表5の治療薬を投与する[21]。

※注5：2011年改訂の第2版では，表4にさらに抗精神病薬の項目が追加され，薬剤としてはolanzapine, quetiapine, risperidone, ziprasidoneが追加されている。これら非定型抗精神病薬は，不安焦燥や精神病症状，情動障害により，結果としてまとまった行動が発動・継続できない，あるいはせん妄のような軽い意識障害が併存している場合までの治療も想定している。本稿ではこれらの場合を含まない，2005年発刊の初版ものから引用した。

【表4】脳損傷後のapathy（無気力）, abulia（意欲欠如）, akinetic mutism（無動無言症）の治療薬

	1日服用量 （ ）内は欧米人の場合の投与量幅 (mg)	筆者注（日本での使用条件等）
[精神刺激薬]		
dextroamphetamine	20 (5-60)	表2, 3を参照のこと。
methylphenidate	20 (10-60)	表2, 3を参照のこと。
[賦活系の抗うつ薬]		
bupropion	200 (100-400)	ノルアドレナリン・ドパミン再取り込み阻害薬（DNRI）。日本では未認可。
tranylcypromine sulfate	45 (30-90)	非選択的MAO阻害薬。日本では未認可。
protriptyline	40 (20-60)	三環系抗うつ薬。現在日本では販売されていない。
venlafaxine	150 (100-450)	セロトニン・ノルアドレナリン再取り込み阻害薬（SNRI）。日本では未認可。
[ドパミン受容体刺激（作用）薬]		
amantadine	200 (100-300)	表2, 3を参照のこと。
bromocriptine	10 (5-90)	表2, 3を参照のこと。
selegiline	10 (5-40)	モノアミン酸化酵素阻害薬。日本ではエフピー®が該当。
levodopaとcarbidopaの合剤	levodopaで (100-1000)	表3を参照のこと。
pergolide	2 (1-5)	ドパミン受容体刺激薬。日本ではペルマックス®が該当。
[その他]		
modafinil	200 (50-400)	表3を参照のこと。
donepezil	5 (5-10)	表2, 3を参照のこと。
galantamine	16 (8-16)	日本では2011年発売のアセチルコリンエステラーゼ阻害薬。Alzheimer型認知症以外の疾患では保険適応外。
rivastigmine	6 (3-12)	同上

(Marin, R.S. Wilkosz, P.A. : Disorders of Diminished Motivation. In : Textbook of Traumatic Brain Injury (eds Silver, J.M., McAllister, T.W., Yudofsky, S.C.). American Psychiatric Publishing Inc., pp.337-352, 2005[22]）より一部改変、筆者注を付けて作成）

【表5】日本で脳梗塞後遺症の発動性低下に投与される治療薬

```
脳梗塞後に発動性低下がみられる場合，脳代謝賦活剤を投与
    nicergoline（サアミオン®）5mg      3T（分3）

特に（血管性）パーキンソニズムを併発している場合
    amantadine（シンメトレル®）50mg   3T（分3）
        あるいは
    droxidopa（ドプス®）100mg        3C（分3）（保険適応外）
```

表5
(小林祥泰：脳卒中後のアパシー．今日の精神疾患治療指針（樋口輝彦，編），医学書院，pp.417-420, 2012[21]）より転載）

　著者の個人的な印象であるが，残念ながら目に見える改善は得られなかったという結果に終わることも多い。あるいは自然回復なのか，非薬物療法（リハビリテーション）の効果なのか，あるいは家族や介護者の働きかけの効果[※注6]なのかしばしば判別がつかないというのが現場感覚であろう。

　実際は非薬物療法として，①病前から興味があった分野での活動，②音楽・合唱，犬・猫，化粧の利用，③体操，散歩などを課して身体活動させる，といったことを行うことになる。もっとも**表5**あるいは**表4**の投薬を意識することは，不要な内服薬を見直し整理していくことの契機となる。亜急性期に一過性にみられたせん妄や，意識障害に由来する不穏・興奮が改善した後にも，向精神薬が不必要に投与継続され，発動性が抑えられている例にしばしば遭遇する。

※注6：治療薬を投与したことで，変化や副作用が出現していないか確認するために，周囲の人たちは頻回に話しかけたり，時間をかけて丁寧に対応したりすることになる。その結果として，プラセボを投与したとしても，発動性は向上する。

❹ 治療者の経験による違い

　欧米の一般の医師と脳外傷を専門にみている医師（スペシャリスト）とで，無為や反応速度の低下に対してどのような薬剤選択の違いがあるのか**表6**に示した[23, 24]。不穏興奮や易怒性に対する抗精神病薬投与の場合と違って，選択の幅があまりないため，治療者の経験による薬剤選択の違いはあまりないようにみえる。ただしこれは，アパシーと

表6

[先崎 章：うつと発動性低下，不安障害への対応．高次脳機能障害 精神医学・心理学的対応ポケットマニュアル．医葉薬出版，pp. 69-82, 2009[24)] より転載 (Francisco, G.E., et al.: Brain injury, 21 : 1007-1014, 2007[23)] を一部改変)]

【表6】脳外傷のスペシャリスト（n=23）と非スペシャリスト（n=26）が選択した最適薬剤

	スペシャリスト(n=23)	非スペシャリスト(n=26)
Abulia (無為、意志欠如)	amantadine(14) methylphenidate(13) bromocriptine(7)	methylphenidate(14) amantadine(13)
Hypoarousal (覚醒障害)	methylphenidate(19) amantadine(10) modafinil(9)	methylphenidate(17) amantadine(5)
Slow mental processig (反応速度の低下)	methylphenidate(17) amantadine(9)	methylphenidate(14) modafinil(4)
Inattention (注意障害)	methylphenidate(17) amantadine(10)	methylphenidate(18) amantadine(10)
Memory deficit (記憶障害)	非投与(8) donepezil(9) galantamine(9)	非投与(9) galantamine(8) amantadine(4)

（ ）内は回答した医師数

　うつとの鑑別，アパシーと意識障害との鑑別がきちんと行われることが前提である．特に脳梗塞ではアパシーとうつとの関係をどう捉え対応するかが非常に重要である．本題からやや外れるが，次の❺の項目で要点を述べる．

　これまで述べてきたように，脳外傷にみられる無為や注意障害，反応速度の低下に対して，国際的にはしばしば時期を選んで一時的に精神刺激薬（methylphenidate）が投与される．日本では，前述の理由により投与できない．日本ではまずは**表5**のamantadineを投与するのが無難であろう（ただし，脳梗塞以外の場合には保険適応外である）．なお，amantadine（ドパミン遊離促進薬）やdroxidopa（ノルアドレナリン前駆物質）によって脳内ドパミン系の不自然な賦活が行われ，時に不穏（活動性は上がるが，不快で自己制御できない）や不眠となりうるので，家族に説明し経過を

【表7】うつ病の診断基準（ICD-10）の項目に「アパシー」＝興味と喜びの喪失が入っている

> **表7 重症（中等症，軽症）うつ病エピソード（ICD-10）**
> （1）抑うつ気分，興味と喜びの喪失，易疲労性の3つすべてがみられること（3つのうち2つなら中程度～軽度うつ病エピソード）
> （2）さらに以下の症状のうち少なくとも4つがみられること，そのうちのいくつかが重症でなければならない（3つなら中等度うつ病エピソード，2つなら軽度うつ病エピソード）
> - 集中力と注意力の減退
> - 自己評価と自信の低下
> - 罪責感と無価値感
> - 将来に対する希望のない悲観的な見方
> - 自傷あるいは自殺の観念や行為
> - 睡眠障害
> - 食欲不振
>
> 激越や精神運動制止などの重要な症状が顕著で，多くの症状を確認できない場合は，重症エピソードとする。
> 重症，中等症，軽症エピソードとも全体で最低2週間以上持続している。しかしきわめて重く重症な発症であれば，2週間未満でも重症エピソードの診断をつけてもよい。

（融　道男，中根允文，小見山実，ほか，監訳：ICD-10精神および行動の障害　臨床記述と診断ガイドライン（新訂版）．医学書院，2005[25]）より pp.129-132を抜粋して転載）

観察してもらうことが必要である。数週間投与し効果がなければ，表3，表4を参考に，投与可能な薬の範囲から選択し，別の薬剤を投与していくのが実際的であろう。非投与という選択もある。製薬会社のマーケティング戦略に踊らされないようにしなければならない。

⑤「アパシー」に抗うつ薬を投与すべきか？

一般科医師も参照する[※注7]「今日の精神科治療指針」[20]の記載を基に，アパシーとうつとの関係について言及する。小林[20]によれば，1993年以降の10研究の文献的考察では，脳卒中後にアパシーの合併がみられる頻度は19～55％（平均35％），うつ状態の合併がみられる頻度は7～23％（平均16％）であったという。（10研究すべてが以下の診断基準で統一されているわけではないが）例えば，「うつ状態」とは**表7**のICD-10[25]重度～中等度～軽症うつ病エピソー

※注7：医師をはじめとする専門職として活動しているのであれば，誰もが最低限知っていてほしい事柄であることを意味する。

※注8：ICD-10は疾病の統計分類のために作成されたものであり，診断のために用いるものではないが，ここではわかりやすく説明するために用いた。ちなみにアメリカ精神医学会によるDSM-Ⅳ，Ⅴにおける大うつ病（はっきりとしたうつ病）の診断基準も，別項（抑うつとアパシー）にあるようにICD-10での場合と同様である。うつとアパシーの中核群とが一部重なる。
なお，ICD-10，DSM-Ⅳでの操作的診断によるうつ病は，抗うつ薬投与による治療効果が期待できる内因性うつ病の概念よりも広い概念となる。したがって精神科医が薬物治療を念頭においた診断をする場合には，従来診断（注9参照）をまず行い，ICD-10，DSM-Ⅳによる操作的診断はあくまで補助的な位置づけ（受診者の診断統計に用いる等）となる。

ドの診断基準を満たす者，「アパシー」とは**表8**のやる気スコア（apathy scale）[26]で高得点（16点以上）の者が想定される一群である。そして両者は**図2**のような関係にある※注8。

うつ状態（うつ病エピソード）の場合には抑うつ気分（気分が沈んでいる，元気がない，という感情）の自覚があるのに対して，アパシーでは抑うつ気分の自覚がない。そして抗うつ薬の効果が期待できるアパシーは，うつ状態（しかも内因性うつ病※注9に近い状態）とアパシーが重なった24％の例である（正確には24％の中のさらに内因性うつ病の病態の例である）。そして，うつ状態であっても気分変調症（ディスチミア）や反応性のうつ※注9では十分量の抗うつ薬内服によっても効果はあまり期待できず，むしろ眠気や脱力で，特に片麻痺患者ではADLが低下する。一方，アパシーのみであっても少量の抗うつ薬による対症的な効果で不眠や不安・焦燥感，あるいは痛みやしびれ，神経因性膀胱による頻尿が緩和することによって，結果として日中の活動性が向上することが時々ある。

※注9：内因性うつ病と気分変調症や反応性のうつとの違い

　内因性うつ病はいわば「了解不能」な抑うつ状態である。「脳の病気としてのうつ」である。すなわち，通常では気分が落ち込まなくても良い状況であるのにも関わらず，うつ病の症状が揃う。自罰的であり自らはあまり苦悩を訴えない。朝方悪く，午後から夕方になると少し抑うつ気分や精神運動抑制（頭が回転しない感じ）が改善するという日内変動がみられることが多い。また，毎日同じ状態である。睡眠障害は（入眠は良いが）中途覚醒や早朝覚醒の形式となる。対応としては無理させないことが原則となる。

　一方，気分変調症（ディスチミア）や神経症性障害によるうつ，あるいは反応性のうつは，従来は抑うつ神経症といわれていた範疇のもので，「了解可能」なうつである。「悩める脳損傷者」である。すなわち，障害が生じたことによる様々な困難や喪失を原因としてうつが生じており，誰もが了解できる抑うつ状態である。この場合，苦悩は強く表出される。また，状況と場面によって一日の中でも，あるいは日によって抑うつ気分や精神運動抑制の程度が変化する。適切な身体リハビリテーションを実施する（ことでADLの向上を図る）ことがうつの緩和につながる。（ただし脳損傷者の場合には身体障害や機能障害に由来する生活や社会参加の制限が持続し，しばしば「了解可能」な内因性うつ病に移行する。）

【表8】やる気スコア (apathy scale)

	全くない	少し	かなり	大いに
1) 新しいことを学びたいと思いますか？	3	2	1	0
2) 何か興味を持っていることがありますか？	3	2	1	0
3) 健康状態に関心がありますか？	3	2	1	0
4) 物事に打ち込めますか？	3	2	1	0
5) いつも何かしたいと思っていますか？	3	2	1	0
6) 将来のことについての計画や目標を持っていますか？	3	2	1	0
7) 何かをやろうとする意欲はありますか？	3	2	1	0
8) 毎日張り切って過ごしていますか？	3	2	1	0

	全く違う	少し	かなり	まさに
9) 毎日何をしたらいいか誰かに言ってもらわなければなりませんか？	0	1	2	3
10) 何事にも無関心ですか？	0	1	2	3
11) 関心を惹かれるものなど何もありませんか？	0	1	2	3
12) 誰かに言われないと何もしませんか？	0	1	2	3
13) 楽しくもなく，悲しくもなくその中間位の気持ちですか？	0	1	2	3
14) 自分自身にやる気がないと思いますか？	0	1	2	3

合計 ＿＿＿＿＿＿

(島根医科大学第3内科版：16点以上をやる気低下と判定)
Starkstein SE, et al : Stroke 24 : 1625-1630, 1993 から翻訳作成，標準化した．

(一般社団法人日本脳ドック学会：脳ドックガイドライン2008．日本脳ドック学会ホームページ（http://jbds.jp/guideline.html）内にPDFファイルにて公開（2013年8月アクセス）[26)] より転載)

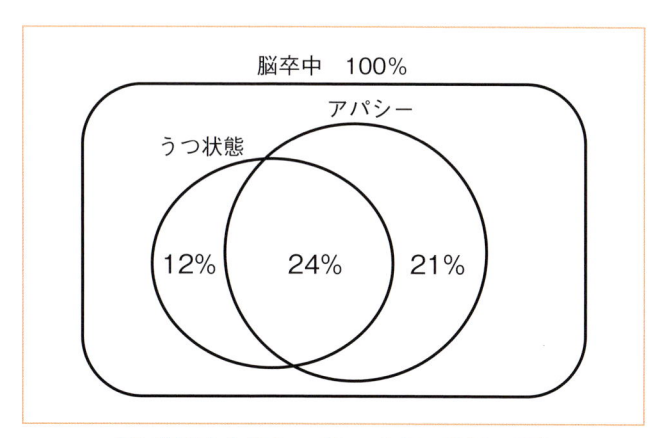

【図2】脳卒中後のアパシーとうつ状態の頻度
脳梗塞245例による島根大学の報告

脳卒中 100%
うつ状態 12%
24%
アパシー 21%

図2
(小林祥泰：脳卒中後のアパシー．今日の精神疾患治療指針（樋口輝彦，編）．医学書院，pp.417-420, 2012 [21)] の内容をもとに著者作成)

III. アパシーの非薬物治療（リハビリテーション）

① 発動性は行動の開始を担当し，あらゆる日常生活行動の基盤にある

多くの日常生活行動は遂行過程の連続である。日常生活を送る上で必要な展望記憶も，物事の判断や振り返りをする上で欠かせない作動記憶も，（記憶機能，注意機能と同時に）遂行機能と不可分である[27]。この遂行機能を臨床モデルとしていくつかの要素に分割した場合に，「行動の開始（発動性と動因）」という要素が，順序化（体系化），行動の維持（課題持続），問題解決スキル（生成的思考），自己評価と洞察（アウェアネス）といった要素とともに挙げられる[27]。はたして，「行動の開始」をスムーズに起こせるようになるトレーニングがあるのであろうか。

② 動機や意欲に関する基本的な心理学的理論を活用する

1）神経心理ピラミッドの考えから

Ben-Yishayは，脳損傷後の認知機能障害に対する集団での心理療法・リハビリテーションの実践の中で，神経心理学的機能は図3のような階層があり，より下方に位置する機能が十分に働かないとそれより上方に位置する機能を十分に発揮できないと考えた[28]。この考えに基づけば，図3で発動性よりさらに下方にある覚醒度を（身体の運動や外部からの刺激で）上げ，周囲に対して敏感に反応できる状態を保ちつつ，（興味・関心のある対象によって）心的エネルギーを賦活することが，動機や意欲の発露につながることになる。

もっとも2008年からは，この神経心理ピラミッド自体が「神経心理学的リハビリテーションに取り組む意欲（Willingness to Engage in Neuropsychological Rehabilitation）」

KeyWord

＊遂行機能

日常生活における様々な場面において生じる問題や課題に適切に反応し，うまく解決していく能力。いろいろな考え方があるが，
①計画
②行動の開始
③順序化
④行動の維持
⑤問題解決
⑥自己評価と洞察
⑦修正
といった要素に分けられる。行動を実際に起こす②「行動の開始」は遂行機能の重要な要素といえる。

```
         自己の気づき (self awarness)
        論理的思考力 (reasoning)
        まとめ力 (convergent)
        多様な発想力 (divergent)
        遂行機能 (executive functions)
            記憶 (memory)
       情報処理 (information processing)
       速度 (speed)    効率性 (efficiency)
       注意力と集中力 (attention & concentration)
    抑制 (control)        発動性 (initiation)
  覚醒(arousal) 警戒態勢(alertness) 心的エネルギー(energy to engage)
            神経疲労 (neurofatigue)
```

より下方に位置する神経心理学的機能が十分に働かないと，
それより上方に位置する機能を十分に発揮できない

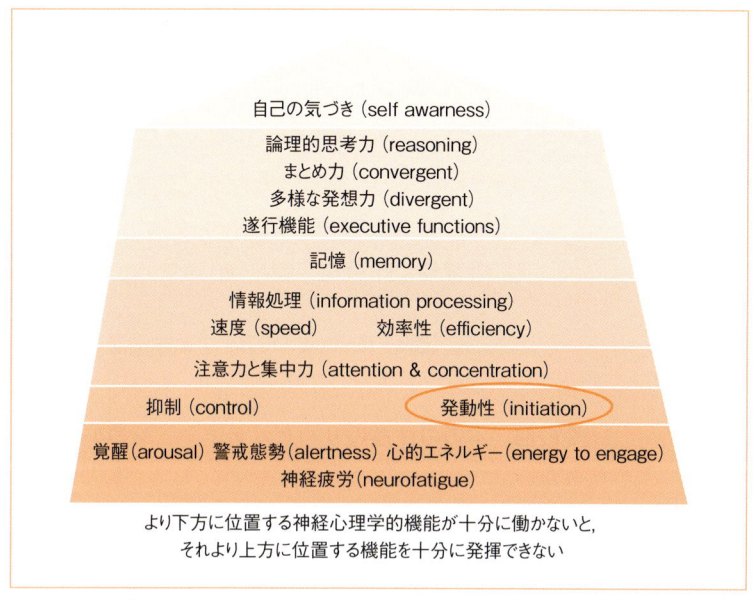

【図3】神経心理ピラミッド（発動性は認知機能の基盤となる）

(立神粧子：神経心理ピラミッドと前頭葉機能不全．前頭葉機能不全　その先の戦略．医学書院，2010[28]の図16より改変（一部省略）。この図は2008年9月以前に使用していた旧版の図である。2008年9月以降は最上位の「自己の気づき」をさらに「自己同一性」と「受容」に分け，また最底辺に「神経心理学的リハビリテーションに取り組む意欲」を加えた新版の図を使用している[28]が，ここでは本稿での解説に合わせ旧版の図を用いている。)

を基盤としているとの図を，実践場面で提示している[28]（ここでは本稿での解説に合わせ2008年9月以前までの旧版の図を用いている）。

　一方，トップダウン的な考え方（上方の機能をコントロールすることによって下方の機能の変化を期待する）をすれば，注意や遂行機能の訓練自体が，アパシーへの働きかけとなりえよう。具体的には，生活上行うべき一連の行動である日常のルーチン（整容，更衣，家事全般，挨拶，テレビの操作など日常生活で必要とする課題）[27]を単位化し毎日行わせることによって注意力等の維持・向上を図る。

図4
(田中あゆみ：動機づけとは. 心理学概論 (山内弘継, 橋本 宰, 監修, 岡市廣成, 鈴木直人, 編). ナカニシヤ出版, pp.140-143, 2006[29] より転載)

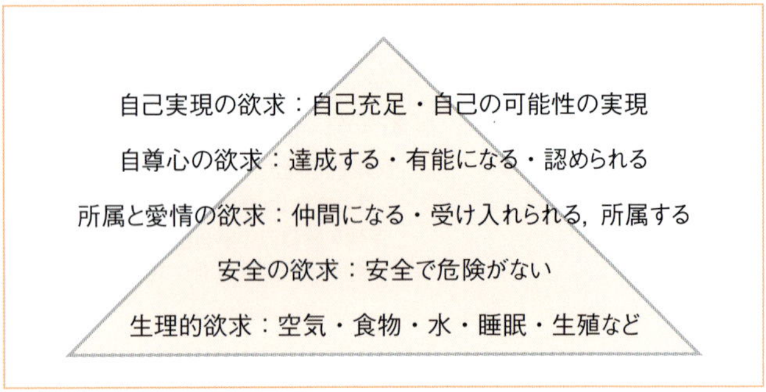

```
自己実現の欲求：自己充足・自己の可能性の実現
自尊心の欲求：達成する・有能になる・認められる
所属と愛情の欲求：仲間になる・受け入れられる, 所属する
安全の欲求：安全で危険がない
生理的欲求：空気・食物・水・睡眠・生殖など
```

【図4】Maslow（1970）の欲求階層

その他，本書の注意のリハビリテーションの項を参照にされたい。

2）欲求には階層があるという考えから

アパシーからの脱却に必要なのは，適応的な行動につながる要求である。様々な想定される欲求の中から，優先されるのはどのような欲求であろうか。この点を考えるにあたって参考になるのはMaslow（1970）の欲求の階層の考え方（図4）である[29]。これは睡眠や摂食といった生理的欲求から，遠い目標に向かって努力を重ねるといった自己実現の欲求まで，様々な欲求の階層があるというものである。下位の階層の欲求が満たされることでより上位の欲求がなされると考える。これはあくまでも脳器質疾患とは直接関係のない一般的な心理学上の理論であり，また必ずしも科学的に実証されているわけでもない。しかし，生活に関する行動に際して，どう意欲を引き出すかということを考える上で，示唆に富む。

リハビリテーションでは，基本動作がなされた上で，日常生活上の行動，さらには社会的行動（保護的就労なども含まれる）を狙って働きかけを行う。その過程を，この欲

求の段階理論はなぞっている。急性期〜回復期前半の時期は（自分に降りかかった悪夢の渦中にあり），まだ個体として痛みやだるさからの解放（生理的欲求），あるいは生命体の維持（安全の欲求）が最大の関心事である。この早期の時期に，障害がありながらもよりよく在りたいという願望（自己実現の欲求）と行動を周囲が期待することは，しばしば時期尚早ということになる。

　また，ある段階の欲求とそれに基づいた適応的な行動が得られない場合には，その一つ下方の段階での欲求とその発露について働きかけをしてみる。例えば，達成することでの満足感や遂行感のフィードバックが得られない（自尊心の欲求の段階にない）場合には，集団の中で能力にあった作業を担当させる，お気に入りの担当者が働きかける（所属と愛情の欲求の段階）工夫がある。

　またこのMaslow（1970）の欲求の階層の考え方（図4）は，リハビリテーションの最終的な目標は，障害とともにある自身の自己実現という考え方に通じる。逆に，達成感や自己実現というものがなければ，真に社会的リハビリテーションを遂行させていくことは難しいことを示している。

3）効力期待と結果期待を分ける理論から

　心理学の動機づけ理論にはいろいろなものがある。社会的学習理論の立場から，自分自身は行うことができそうという感覚（効力期待，自己効力感）や，行ったことで望むものが得られるという感覚（結果期待）が動機づけに重要な働きをしているというBandura（1977）の考えはわかりやすい（図5）[30]。もっとも，行うことが「できそう」，望むものが「得られそう」という文言でもわかるように，ある程度の認知機能が保たれていることが必要である。

　これは以下の点で，リハビリテーションに示唆を与える。

> **KeyWord**
>
> ＊動機づけ
>
> 行動を開始させ，目標に向かって維持し調整する過程や機能をいう。一般的には「やる気」と表される。一般的に，生物学的要因（図1 やる気の回路，図4 Maslowの欲求階層を参照），学習的要因，認知的要因（図5 効力期待と結果期待を参照）から成り立っている。

図5
この図の「行動」を，リハビリテーションを行うことと置きかえて考えてみる。回復期前半ではまだこのような図式以前の段階なのに，スタッフは本人に結果の期待があってリハビリテーションを行うことが当然と思いこんでしまう。

- 結果期待　ある行動は目的とする結果をもたらすかどうかに関する期待
- 効力期待　その行動を実行することができるかということに関する期待（自己効力感）

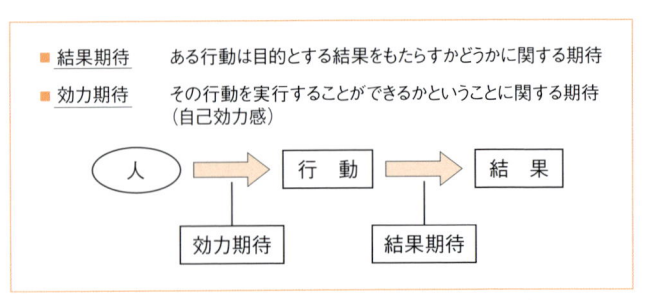

人 → 行動 → 結果
効力期待　結果期待

【図5】効力期待と結果期待（Bandura 1977）
(田中希穂：社会的動機づけ．心理学概論（山内弘継，橋本　宰，監修，岡市廣成，鈴木直人，編）．ナカニシヤ出版，pp.154-166, 2006[30]）より転載）

すなわち，努力しても麻痺自体の大幅な改善（機能回復）はないと宣告することが，結果期待を奪う側面があることを忘れてはならない。(特に回復期以降では) 機能回復があるはずだとの「誤信」や「過度の期待」が，アパシーに陥らずリハビリテーションの動機づけを保っている場合は多い。

また，ある行動をしたことで心地よい結果（ほめられる，家族や異性に受け入れられる，ADLの進歩が実感できる等）が得ることができれば，効力期待は高まりその行動が増加する。行動療法の考え方につながる。

③ 認知療法的なアプローチは脳損傷者の場合には限界がある

著者の経験では，脳損傷により発動性が低下している例においては，内省や認知的洞察だけを繰り返しても，それだけで活動性が向上することは難しいと感じている。多くの例では，(1) 前頭葉損傷が明らかで神経学的な無動がみられる，自由な思考自体が難しい，あるいは (2) 脳損傷が広範囲で，注意力や記憶力，知能も低下していて，認知機能自体が大きく低下しているからである。すなわち，定型

的な認知療法のみによって発動性の向上を狙うことは、こと脳損傷にて（うつではなく）アパシーが前景に立っている例ではあまり現実的でない。例外は、内省がある程度可能な以下のようなケースである。

前田ら[31]は、非ヘルペス脳炎後にSPECTにて両側前頭葉（～頭頂葉）の血流低下がみられた例を紹介し、（復職を希望するにもかかわらず）リハビリ以外の時間は臥床し復職に向けた自発的な行動をとらなかったと報告している。知能や注意、記憶、遂行機能はともに検査上正常で、成すべきことが与えられると実行することはできたという。すなわち、実行すべきことを発案したり考えたり、認知することが障害されている例である。

対応として、復職に関する質問と提案を繰り返し与えていったところ、調整を上司とするなど自発的な行動がみられ復職に至ったという[31]。目標を具体化するための事柄を質問し意識化させることが、あるいは提案により行うべきことを認識させることが、自らの行動につながったという。

知能や注意、記憶、遂行機能ともに検査上は正常、あるいは正常に近い場合には、このような内省に基づく、認知療法的なアプローチが有効である余地がある。

❹ 行動療法の考え方を念頭におく

一方、学習理論に基づく行動療法の技法、オペラント条件づけは、内省が得られないケースでも適応の余地がある。活動を開始することで心地よい快感が得られるといった仕組みをつくることが時に有効である。例えば（通常は食欲が本態的な欲求として保たれているので）、食事をするためには寝室から食堂に行きテーブルに着席しなければいけない規則をつくり、時間での合図や声掛けにより移動する訓練とその習慣化を目指す。あるいは、リクリェーション

に参加した時におやつとしてお菓子が食べられるといった環境を利用して，リクリェーションへの参加を定着化させ，ひいては他の行動への汎化を期待する，といった類のものである。

エビデンスの土壌にはのりにくいが，魅力的な異性から働きかけられほめられると活動性はアップするであろう。

⑤ 両側前頭極損傷例に対しては日課を周囲で固める

両側前頭葉先端（Brodmann 10野）に損傷があると「過去の経験を踏まえて（すなわち，複数の認知情報を操作・総合して），自身の欲求も入れて，効率よく長期の見通しを組み立てること」が障害される[32]。その結果，通常の神経心理学的検査では諸機能は正常であっても，自ら目的を持って行動することがなくなり意欲や発動性の低下があるようにみえる。しかし，行うことを指示すると（買い物や家事手伝いなど）言われた通りにきちんと遂行できるという点で，これまで述べてきた発動性の低下とは質が異なるものである。

工藤ら[32]は，両側前頭葉先端（Brodmann 10野）を中心とした損傷により，「発動性が低下」している例に対して，受傷20年目に非薬物的介入を行った。この症例は，個々の神経心理学的検査（WAIS-Ⅲ[注10]による知能，Rey複雑図形と15語記銘テストによる記憶機能，数唱とTMTによる注意機能，BADS[注11]による遂行機能，FAB[注12]とWCST[注13]とギャンブリング課題による前頭葉機能）はすべて正常であった。一方，厚生労働省編一般職業適性検査（GATB[注14]）のいくつかの複雑な多重課題では低下がみられていた。

対応は具体的には，周りで日課を固めてしまい，本人の意思による発動性向上を期待しなくてもよい環境をつくり

※注10：WAIS-Ⅲ；Wechsler Adult Intelligence Scale-Third Edition
※注11：BADS；Behavioural Assessment of the Dysexecutive Syndrome
※注12：FAB；Frontal Assessment Battery
※注13：WCST；Wisconsin Card Sorting Test (Keio version)
※注14：GATB；General Aptitude Test Battery
※注15：RBMT；Rivermead Behavioral Memory Test
※注16：TMT；Trail Making Test
※注17：CAS；Clinical Assessment for Spontaneity（標準意欲評価法）
※注18：HAM-D21；Hamilton Depression Rating Scale
※注19：CIQ；Community Integration Questionnaire
※注20：FAM；Functional Assessment Measure
※注21：FIM；Functional Independence Measure（機能的自立評価表）
※注22：ICF；International Classification of Functioning, Disability and Health（国際生活機能分類）

誘導することであった．適切なスケジュールを決めて，すなわち毎日の生活を設定して，指示することで「発動性の低下」は軽減したという[32]．

⑥ 発動性が低下した低酸素脳症者の場合

筆者は，外来通院リハビリテーション施行中（在宅で家族の見守りや監視，あるいは介助レベル）の，身体障害（麻痺や失調）のない低酸素脳症者10例の神経心理学的特徴を検討した[33]．具体的には，①記憶検査（RBMT[注15]），流暢性（頭文字），注意（TMT[注16]），②CAS[注17]日常生活行動，やる気スコア[26]，HAM-D21[注18]，CIQ[注19]，③FAM[注20]，FIM[注21]，ICF[注22]活動と参加コード，にて評定した．

その結果，(1)記憶障害や発動性の低下が，ADLの低下や社会参加の少なさと関連していること，(2)CAS日常生活行動，やる気スコアや流暢性で把握できる発動性の低下は，FAM運動や認知，ICFの活動と参加の一部のコードと相関していた．「やる気スコア」とICF a330「話すこと」の関連を図6に示す[33]．ICF「活動と参加」d3コミュニケーションのd330話すことは，やる気スコアの評定と強く相関していた（Spearmanの順位相関にて相関係数0.87；$p<0.05$）．これは器質的な発動性の低下があると，コミュニケーションとして「話すこと」をしなくなることを示唆する（対象者は構音障害や失語がなく，意欲と「話すこと」とが純粋に直結していた）．

この10例の中でもっとも発動性が低下していた症例(B)（当時発症後4年，構音障害や失語症がないのに自ら話すことがなく，日常生活一般にわたり強い誘導や指示，うながしが必要）について，発症後1ヵ月から$5+\beta$年にわたり，外来にてリハビリテーション（週1回）あるいは

> **KeyWord**
> **＊低酸素脳症**
> **(anoxic brain injury)**
> 心肺疾患などによる心肺停止，呼吸不全，溺水，高度の貧血，一酸化炭素中毒などにより，中枢神経系に酸素やグルコースの供給が途絶えることによって脳に生じる機能障害を総称したものをいう．
> 身体症状は，四肢体幹失調・パーキンソニズムなどによる歩行障害，巧緻動作低下，麻痺，ミオクローヌス，摂食嚥下障害など様々である．
> 神経心理学的症状は，注意・記憶の障害，遂行機能障害，コミュニケーション障害，意欲・発動性の低下，視覚失認，情動制御困難などがみられる．なかでも意欲・発動性の低下が，記憶障害とともにみられることが多く，地域での生活や社会復帰の際に大きな妨げになる．

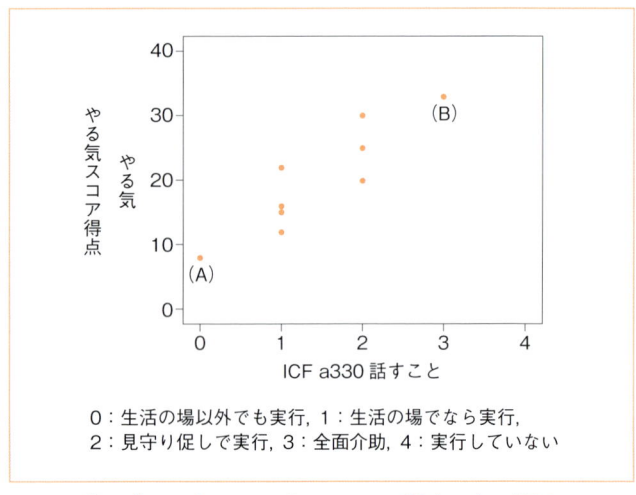

【図6】やる気スコアとICF a330話すことの関連
(先崎 章：ICFを臨床に活用する 目にみえない障害．脳外傷と低酸素脳症．臨床リハビリテーション，21：1118-1126，2012[33]）より転載）

0：生活の場以外でも実行，1：生活の場でなら実行，
2：見守り促しで実行，3：全面介助，4：実行していない

地域資源調整（訪問リハビリテーション）を行ってきた[34]。発症1ヵ月時FIM運動83，認知14，RBMT1点（24点満点）→発症5＋β年時FIM運動85，認知16，RBMT拒否，という厳しい経過結果の現実があった。

発症後5年経過時に，やっと本人が地域デイケアサービス通所（週1回）を受け入れるに至ったが，配偶者のZarit介護負担尺度得点は76点と高値であった。このような，発動性が極端に低下していて日常生活一般にわたり強い指示や誘導をする必要のある例では，在宅介護の困難さや家族の負担感を医療者は把握しにくい。

さいごに（「自然回復におつきあいしていただけではないか？」という指摘に対して）

検査数値の改善（機能障害の改善）や能力障害の改善，

社会参加の広がりが「介入や治療の効果」であったのか，それとも単に「自然回復」なのか，あるいは本人の単なる「気まぐれ」に由来するのか，特にアパシーの場合には，治療効果のエビデンスが問われる。すなわち，「自然回復におつきあいしていただけでは？」「治療薬を開始して変化したように見えるのは，（効果を期待して医療者が）関わり合いを多く持ったからでは？」との意見である。比較対照実験が人道上できない，臨床現場での限界がある。

しかし，アパシー，意欲低下が生じている場合，介入がないと身体的にも精神活動的にも廃用が進行し，さらにアパシーが増悪するという悪循環の罠に陥る。また，一見目立たない病態であるが故に周囲からの誤解やサポート不足が生じやすく，家族の精神的負担も大きい。

リハビリテーションスタッフや関係者が，本人の機能障害の程度を把握して，その時の能力にあった適切な刺激，環境を与えることによって，家族をサポートし，本人の意欲を引き出していくことができると考えたい。本稿に述べた治療（リハビリテーション）が，アパシーの患者の社会参加の範囲を広げ生活の質を向上させていくことに，あるいは家族のサポートに，直接的に，あるいは間接的に寄与すると考えたい。

文　献

1) Marin, R.S., Wilkosz, P.A. : Disorders of Diminished Motivation. In : Textbook of Traumatic Brain Injury Second edition (eds Silver, J.M., McAllister, T.W., Yudofsky, S.C.). American Psychiatric Publishing Inc, Arlington, pp.295-305, 2011.
2) Gualtieri, C.T., Evans, R.W. : Stimulant treatment for the neurobehavioural sequelae of traumatic brain injury. Brain Inj,

2 : 273-290, 1988.
3) Plenger, P.M., Dixon, C.E., Castillo, R.M., et al. : Subacute methylphenidate treatment for moderate to moderately severe traumatic brain injury : A preliminary double-blind placebo-controlled study. Arch Phys Med Rehabil, 77 : 536-540, 1996.
4) Whyte, J., Hart, T., Schuster, K., et al. : Effects of methylphenidate on attentional function after traumatic brain injury. A randomized, placebo-controlled trial. Am J Phys Med Rehabil, 76 : 440-450, 1997.
5) Whyte, J., Hart, T., Vaccaro, M., et al. : Effects of methylphenidate on attention deficits after traumatic brain injury : A multidimensional, randomized, controlled trial. Am J Phys Med Rehabil, 83 : 401-420, 2004.
6) Speech, T.J., Rao, S.M., Osmon, D.C., et al. : A double-blind controlled study of methylphenidate treatment in closed head injury. Brain Inj, 7 : 333-338, 1993.
7) Williams, S.E., Ris, M.D., Ayyangar, R., et al. : Recovery in pediatric brain injury : Is psychostimulant medication beneficial? J Head Trauma Rehabil, 13 : 73-81, 1998.
8) Hornstein, A., Lennihan, L., Seliger, G., et al. : Amphetamine in recovery from brain injury. Brain Inj, 10 : 145-148, 1996.
9) Whyte, J., Vaccaro, M., Grieb-Neff, P., et al. : The effects of bromocriptine on attention deficits after traumatic brain injury : A placebo-controlled pilot study. Am J Phys Med Rehabil, 87 : 85-99, 2008.
10) Kraus, M.F., Maki, P.M. : Effect of amantadine hydrochloride on symptoms of frontal lobe dysfunction in brain injury : Case studies and review. J Neuropsychiatry Clin Neurosci, 9 : 222-230, 1997.
11) Schneider, W.N., Drew-Cates, J., Wong, T.M., et al. : Cognitive and behavioural efficacy of amantadine in acute traumatic brain injury : An initial double-blind placebo-controlled study. Brain Inj, 13 : 863-872, 1999.
12) Levin, H.S., Peters, B.H., Kalisky, Z., et al. : Effects of oral physostigmine and lecithin on memory and attention in closed head-injured patients. Cent Nerv Syst Trauma, 3 : 333-342,

1986.
13) Cardenas, D.D., McLean, A. Jr., Farrell-Roberts, L., et al. : Oral physostigmine and impaired memory in adults with brain injury. Brain Inj, 8 : 579-587, 1994.
14) Zhang, L., Plotkin, R.C., Wang, G., et al. : Cholinergic augmentation with donepezil enhances recovery in short-term memory and sustained attention after traumatic brain injury. Arch Phys Med Rehabil, 85 : 1050-1055, 2004.
15) Trovato, M., Slomine, B., Pidcock, F., et al. : The efficacy of donepezil hydrochloride on memory functioning in three adolescents with severe traumatic brain injury. Brain Inj, 20 : 339-343, 2006.
16) Silver, J.M., Koumaras, B., Chen, M., et al. : Effects of rivastigmine on cognitive function in patients with traumatic brain injury. Neurology, 67 : 748-755, 2006.
17) Tenovuo, O., Alin, J., Helenius, H. : A randomized controlled trial of rivastigmine for chronic sequels of traumatic brain injury-what it showed and taught ? Brain Inj, 23 : 548-558, 2009.
18) Tenovuo, O. : Central acetylcholinesterase inhibitors in the treatment of chronic traumatic brain injury-Clinical experience in 111 patients. Prog Neuropsychopharmacol Biol Psychiatry, 29 : 61-67, 2005.
19) Silver, J.M., Arciniegas, D.B., Yudofsky, S.C. : Psychopharmacology. In : Textbook of Traumatic Brain Injury (eds Silver, J.M., McAllister, T.W., Yudofsky, S.C.). American Psychiatric Publishing Inc, Arlington, pp.609-639, 2005.
20) Stuss, D.T., van Reekum, R., Murphy, K.J., et al. : Differentiation of states and causes of apathy. In : The neuropsychological of emotion (ed Borod, J.C.). Oxford University Press, New York, pp.340-363, 2000.
21) 小林祥泰 : 脳卒中後のアパシー. 今日の精神疾患治療指針 (樋口輝彦, ほか, 編). 医学書院, 東京, pp.417-420, 2012.
22) Marin, R.S., Wilkosz, P.A. : Disorders of Diminished Motivation. In : Textbook of Traumatic Brain Injury (eds Silver, J.M., McAllister, T.W., Yudofsky, S.C.). American Psychiatric

Publishing Inc, Arlington, pp.337-352, 2005.
23) Francisco, G.E., Walker, W.C., Zasler, N.D., et al. : Pharmacological management of neurobehavioural sequelae of traumatic brain injury : A survey of current physiatric practice. Brain injury, 21 : 1007-1014, 2007.
24) 先崎　章：うつと発動性低下，不安障害への対応．高次脳機能障害　精神医学・心理学的対応ポケットマニュアル．医歯薬出版，東京，pp.69-82, 2009.
25) 融　道男，中根允文，小見山実，ほか，監訳：ICD-10 精神および行動の障害．臨床記述と診断ガイドライン（新訂版）．医学書院，東京，2005.
26) 一般社団法人日本脳ドック学会：脳ドックガイドライン 2008. 日本脳ドック学会ホームページ（http://jbds.jp/guideline.html）内にPDFファイルにて公開（2013年8月アクセス）．
27) Sohlberg, M.M., Mateer, C.A. : Cognitive Rehabilitation and Neuropsychological Approach, 2001（尾関　誠，上田幸彦，監訳：遂行機能障害の管理．高次脳機能障害のための認知リハビリテーション．協同医書出版社，東京，pp.193-225, 2013）．
28) 立神粧子：神経心理ピラミッドと前頭葉機能不全．前頭葉機能不全　その先の戦略．医学書院，東京，pp.54-60, 2010.
29) 田中あゆみ：動機づけとは．心理学概論（山内弘継，橋本　宰，監修，岡市廣成，鈴木直人，編）．ナカニシヤ出版，京都，pp.140-143, 2006.
30) 田中希穂：社会的動機づけ．心理学概論（山内弘継，橋本　宰，監修，岡市廣成，鈴木直人，編）．ナカニシヤ出版，京都，pp.154-166, 2006.
31) 前田　優，早川裕子，吉岡　文，ほか：発動性が低下した一症例に対する復職アプローチ．認知リハビリテーション，14 : 65-71, 2009.
32) 工藤由理，堂井真理，長谷川梓：両側前頭極損傷後自己の将来を計画できずに経過している一例．高次脳機能研究，33 : 276-281, 2013.
33) 先崎　章：ICFを臨床に活用する　目にみえない障害，脳外傷と低酸素脳症．臨床リハビリテーション，21 : 1118-1126, 2012.
34) 先崎　章：高次脳機能障害者の在宅支援―低酸素脳症者の2例を通して．臨床リハビリテーション別冊（地域リハビリテーション）：112-117, 2013.

索 引

■英文索引

A
abulia ······················· 238, 246
action disorganization syndrome (ADS)
　································· 65
akinetic mutism ················ 238
amantadine ········ 242, 244, 245, 246
attention process training (APT) ···· 233
attention-deficit / hyperactivity disorder
　(ADHD) ················ 4, 202, 206

B
Bálint症候群 ······················ 81
Ben-Yishay ······················ 250
Binswanger脳症 ·················· 239
Brodmann 10野 ··················· 256
bromocriptine ··············· 242, 244

C
CAS日常生活行動 ················· 257
Continuous Performance Test (CPT)
　······························ 4, 43
cortical midline structures (CMS)
　······················ 55, 202, 204

D
disorders of diminished motivation
　································ 238
donepezil ·················· 242, 244, 246
droxidopa ······················ 245

D (cont.)
DSM-IV ························· 248

E
Everyday Technology Use Questionnaire
　································ 71

F
FAB ····························· 256

G
galantamine ················· 244, 246
Gastaut-Geschwind症候群 ········· 152

I
ICD-10 ·························· 247
ICF ····························· 257

K
Kanizsaの錯覚 ··················· 108
Klüver-Bucy症候群 (KBS) ·········· 137

M
methylphenidate ·········· 242, 244, 246
mismatch negativity (MMN) ········ 188
modified attention process training
　(MAPT) ······················· 234

N
nicergoline ······················ 245

P

Parkinson病 ······················· 239
Pick病 ······························· 150
Posner課題 ························ 103
processing negativity (PN) ······· 187

R

rivastigmine ······················ 244

S

saliency ···························· 110

T

Trail Making Test ················ 219

W

Wolpert型同時失認 ············ 89, 90

Z

Zarit介護負担尺度 ················ 258

■和文索引

あ

アイオワ・ギャンブリング課題
　（Iowa gambling task : IGT） ········ 165
アウェアネス（awareness） ······· 97, 250
アクション・スリップ（action slip）
　······································ 68
アクション・ワーキングメモリ
　（action working memory） ······· 68
アパシー（apathy）
　······ 13, 14, 18, 23, 56, 119, 237, 259
安全の欲求 ··························· 253

い

イギリス経験論（British empiricism）
　······································ 183
異食 ································· 145
一次意識 ····························· 52
意欲 ································ 14, 54
因子分析 ····························· 32

う

うつ状態 ···························· 13, 20

え

エピソード記憶の活性化 ············ 76
エラーレス学習 ······················ 225

お

オペラント条件づけ ················ 255
音韻性短期貯蔵庫 ··················· 196
音韻ループ（phonological loop） ······ 196

か

外因性成分（exogenous component）
　······································ 186
外的補助手段 ························ 76
概念失行 ····························· 73
鏡現象 ····························· 58, 59
学習理論 ····························· 255

覚醒度 ………………………………… 238
家族のサポート ……………………… 259
感覚登録器 (sensory register) ……… 195
感覚誘発電位 (evoked potential : EP)
　……………………………………… 186
眼窩脳回路 …………………………… 21
環境依存症候群 ……………………… 142

き

記号論 ………………………………… 58
基礎的機能 …………………………… 50
基底外側扁桃体 ……………………… 240
基底核 ………………………………… 21
気分変調症 (ディスチミア) ………… 248
逆説的消去現象 (paradoxic extinction)
　……………………………………… 104
逆転学習 (reversal learning) ……… 166
競合的配列モデル …………………… 66
共線性 ………………………………… 108
鏡像主体 ……………………………… 59
興味と喜びの喪失 …………………… 247

く

グループ化 …………………………… 108

け

結果期待 ……………………… 253, 254
言語 …………………………………… 53
言語性短期記憶 (short-term memory :
　STM) ……………………………… 181
　―言語性STM障害 ………………… 196
　―言語性STM検査 (digit span) …… 192
顕著性 ………………………………… 110

こ

行為の図式 …………………………… 67
高次の意識 …………………………… 53
行動療法 ……………………… 254, 255
口部傾向 (oral tendencies) ………… 140
効力期待 ……………………… 253, 254

さ

サアミオン® ………………………… 245
再帰性意識 ……………………… 54, 55, 59
作動記憶 ……………………………… 250

し

視運動性失調 ………………………… 91
視覚失調 ……………………… 81, 87, 91
視覚失認 ……………………………… 139
視覚性失調 …………………………… 85
視覚性失認 …………………………… 83, 90
視覚性注意障害 …… 81, 83, 85, 86, 90
視覚背側路 …………………………… 88, 93
　―腹側路 …………………………… 88
色覚障害 ……………………………… 83
自己意識 ……………………………… 57
志向性 ………………………………… 50, 60
自己鏡像 ……………………………… 58
自己実現 ……………………………… 253
自己の気づき (self awarness) ……… 251
自己免疫性辺縁系脳炎 ……………… 151
事象関連電位 (event-related potentials :
　ERP) ……………………………… 187
視床背内側核 ………………………… 240
自然回復 ……………………………… 259

持続性注意 ……………………… 4, 201
シニフィアン …………………………… 58
シニフィエ ……………………………… 58
自発性 …………………………… 14, 15
　―の低下 ……………………………… 20
視野 ……………………………………… 83
社会行動障害 …………………………… 56
社会的失言検出課題 (Faux pas test)
　………………………………………… 167
社会認知 (social cognition) ………… 203
主観的輪郭 …………………………… 108
主体 ……………………………………… 53
瞬間露出器 (tachistoscope) ………… 98
消去現象 …………………………… 92, 97
使用行動 ………………………………… 72
情動 …………………………………… 119
　―の静穏化 ………………………… 142
食欲の亢進 …………………………… 144
神経因性膀胱 ………………………… 248
神経心理学的検査 ……………………… 35
神経心理ピラミッド …………… 250, 251
神経表象 ………………………………… 8
心的自己賦活喪失 ……………………… 17
シンメトレル® ………………… 242, 245

す

遂行機能 ………………………… 226, 250
遂行制御ネットワーク (executive control
　network) ………………… 49, 51, 54

せ

精神運動発作 ………………………… 146
精神外科 ……………………………… 146
精神刺激薬 ……………… 240, 243, 246
精神性注視麻痺 ………… 81, 83, 84, 87
精神性麻痺 ……………………………… 84
精神盲 (Seelenblindheit ; psychic blindness)
　………………………………………… 139
性欲の亢進 …………………………… 143
セイリアンス意識 ……………………… 56
セイリアンスネットワーク (salience
　network) …………………… 49, 51, 54
生理的欲求 …………………………… 253
脊髄癆性失調 (tabetic ataxia) ……… 85
戦争関連外傷 ………………………… 239
前帯状回 ……………………………… 240
選択的注意 (selective attention)
　………………………………… 109, 181
選択フィルター (selective filter) …… 184
前頭側頭型認知症 (frontotemporal
　dementia : FTD) ……………… 150, 162
前頭葉 …………………………………… 21
　―眼窩部 (orbitofrontal cortex : OFC)
　………………………………………… 160
　―眼窩面 ……………………………… 22
　―背外側部 …………………………… 22
前部帯状回回路 ………………… 21, 243

そ

想起された現在 ………………………… 53
創発性 …………………………………… 24
相貌失認 ……………………………… 139
側坐核 ………………………………… 240
側頭葉症候群 ………………………… 137
側頭葉てんかん ……………………… 146

た

脱抑制 (disinhibition) 56, 157
淡蒼球 240

ち

知覚抗争 (perceptual rivalry) 98
逐次読み 90
注意 181
注意障害のリハビリテーション 223
注意転導性の亢進 138
注意の瞬き (attentional blink) 92
聴覚失認 140
聴覚的把持 197

て

ディアクティベーション (deactivation)
 203
低酸素脳症 257
手がかり消失法 76
デフォルトモードネットワーク (default mode network)
 .... 11, 49, 51, 54, 55, 202
てんかん 207
てんかん性性格変化 152
展望記憶 250

と

動因障害 24
動機減少障害 238
動機づけ理論 253
動機的志向性 49, 50
道具的機能 50
道具の強迫的使用 72
統合型視覚性失認 90

同時失認 88
同性愛行動 144
同側性消去現象 (ipsilateral extinction)
 104
到達運動 91
　―障害 92
トップダウン 251
　―制御 8
ドプス® 245

な

内因性成分 (endogenous component)
 186
内省 255

に

日常のルーチン 251
認識論 (epistemology) 183
認知行動療法 (cognitive behavioral therapy) 167
認知症 57
認知的志向性 49, 50
認知モデル 202
認知療法 255

ね

粘着性 (viscosity) 152

の

脳損傷 130

は

背外側前前頭葉回路 21
背外側前頭前皮質回路 243

背側型同時失認 ·················· 86, 90
廃用 ····································· 259
発動性 ··································· 13
　―欠乏 ······························· 16
　―障害 ······························· 14
　―の低下 ····················· 14, 256
反社会的行動 ························ 163
半側感覚野 (sensory hemifield) ······ 99
半側空間 (hemispace) ················ 99
半側空間無視 ················ 86, 92, 99
パーキンソン病／症候群治療薬 ······ 240
パーロデル® ·························· 242

ひ

悲哀感 ··································· 13
非影響性行動の障害 ··················· 72
皮質下性痴呆 ··························· 50
病識 ···································· 126
標準意欲評価法 (Clinical Assessment
　for Spontaneity : CAS) ·····27, 44, 215
標準注意検査法 (Clinical Assessment
　for Attention : CAT) ········27, 28, 234
病態失認 ································· 57
病的泣き ······························· 119

ふ

フィルター減衰理論 ·················· 185
フィルター理論 ······················· 184
複雑部分発作 ························· 146
腹側型同時失認 ···················· 89, 90
符号化 (encoding) ····················· 181

へ

辺縁系痴呆 (limbic dementia) ········ 150
変形過多 (hypermetamorphosis) ····· 141
扁桃体 ···························146, 240

ほ

方略の学習 ······························ 76

み

見かけ上の消去現象 (apparent extinction)
　································· 105

む

無関心 ··································· 13
無視症候群 ······························ 98
無動無言症 ···························· 238

め

メモリー・トレース ···················· 181

も

目標指向型 ···························· 229
模倣行動 ································· 72

や

やる気スコア (apathy scale) ····248, 249
やる気 (motivation) の回路 ······237, 240

よ

抑うつ ································· 119
抑うつ気分 ···························· 248
欲求階層 ······························· 252

り

リタリン® 242, 243
リハーサル 76
　―過程 196
両耳聴検査（dichotic listening test）.... 98

る

ルーチン化療法 168

わ

ワーキングメモリ（working memory）
　.. 7, 66

● 内容紹介 ●

『注意障害』『意欲障害』の新しい捉え方，治療の実際がわかる！
臨床で見逃すことのできない症状，治療の視点を追求しつくした1冊！

本書は，2012年11月に宇都宮で開催された日本高次脳機能障害学会サテライト・セミナーの講演を核とし，『注意』『意欲』の新しい捉え方，そして治療，リハビリテーションについて解説した論考集である。
「Bálint症候群」「脱抑制症候群」「デフォルトモードネットワーク」「アパシー」等，臨床上重視されている症候を取り上げ深く追求した。
『注意』と『意欲』をどのように捉え，その障害にどうアプローチしていくか。
昨今注目を集めている本テーマに対し，重要な視点を網羅しながら，臨床に役立つようまとめられた，いま必携の1冊。

© 2014　　　　　　　　　　　　　　第1版発行　2014年10月13日

注意と意欲の神経機構

（定価はカバーに表示してあります）

一般社団法人 日本高次脳機能障害学会
教育・研修委員会 編

発行者　　　　林　　峰　子
発行所　　株式会社 新興医学出版社
〒113-0033 東京都文京区本郷6丁目26番8号
電話 03(3816)2853　　FAX 03(3816)2895

検印省略

印刷　株式会社 藤美社　　ISBN978-4-88002-850-7　　郵便振替 00120-8-191625

・本書の複製権・上映権・譲渡権・公衆送信権（送信可能化権を含む）は株式会社新興医学出版社が保有します。
・本書を無断で複製する行為，(コピー，スキャン，デジタルデータ化など)は，著作権法上での限られた例外（「私的使用のための複製」など）を除き禁じられています。研究活動，診療を含み業務上使用する目的で上記の行為を行うことは大学，病院，企業などにおける内部的な利用であっても，私的使用には該当せず，違法です。また，私的使用のためであっても，代行業者等の第三者に依頼して上記の行為を行うことは違法となります。
・JCOPY〈(社)出版者著作権管理機構 委託出版物〉
本書の無断複写は著作権法上での例外を除き禁じられています。複写される場合は，そのつど事前に(社)出版者著作権管理機構(電話 03-3513-6969，FAX 03-3513-6979，e-mail：info@jcopy.or.jp)の許諾を得てください。